rororo sport
Herausgegeben von Bernd Gottwald

Sabine Letuwnik / Jürgen Freiwald

Der Bodytrainer

Das Programm für Ihre Wunschfigur

Mit Fotos von Horst Lichte

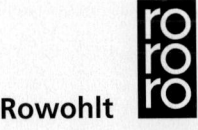

Rowohlt

Veröffentlicht im Rowohlt Taschenbuch Verlag GmbH,
Reinbek bei Hamburg, März 1997
Copyright © 1997 by Rowohlt Taschenbuch Verlag GmbH,
Reinbek bei Hamburg
«Bodytrainer. Po und Beine», «Bodytrainer. Brust und Arme»,
«Bodytrainer. Bauch, Taille, Hüfte»
Copyright © 1993 by Rowohlt Taschenbuch Verlag GmbH,
Reinbek bei Hamburg
Umschlaggestaltung Peter Wippermann/Jürgen Kaffer,
Büro Hamburg (Foto: FPG/Bavaria)
Satz Sabon & Frutiger PostScript, QuarkXPress 3.32
Gesamtherstellung Clausen & Bosse, Leck
Printed in Germany
1690-ISBN 3 499 19460 0

Inhalt

Übungsprogramme 197

Vorwort

Als Fitnesstrainerin habe ich viele Menschen kennengelernt, die ebenso wie ich möglichst schnell und effektiv zu einer Figur gelangen wollten, die (wieder) den eigenen Ansprüchen genügt. Diese persönliche Erfahrung war der Ansporn zur Entwicklung eines speziellen Figurtrainings. Das Übungsprogramm wurde, auch aufgrund der schnell sichtbaren Erfolge, sowohl von Frauen als auch von Männern so positiv angenommen, daß ich mich vor Angeboten zur Durchführung von Kursen kaum retten konnte.

Da mir dafür aber die Zeit fehlt, habe ich mich entschlossen, meine Erfahrungen und speziellen Übungen auf diesem Wege weiterzugeben.

Viele privat und beruflich stark eingespannte Menschen, besonders auch Frauen mit Kindern, haben nur wenig Zeit. Sie wollen sich möglichst zu Hause ein individuelles Programm zusammenstellen können, das wenig Zeit kostet. Obwohl Sie nur zehn Minuten für eine bessere Figur täglich investieren müssen, sollten Sie diese Zeit fest in Ihren Tagesablauf einplanen. Wenn Sie nicht gern allein üben, dann tun Sie sich mit einer Freundin oder einem Freund zusammen. Halten Sie sich an die vorgesehenen Termine, sonst kommt Ihnen immer wieder etwas dazwischen.

Betrachten Sie die Durchführung des *Bodytrainer*-Programms als angenehme Freizeitgestaltung, gewinnen Sie eine positive innere Einstellung zu den Übungen.

Sabine Letuwnik

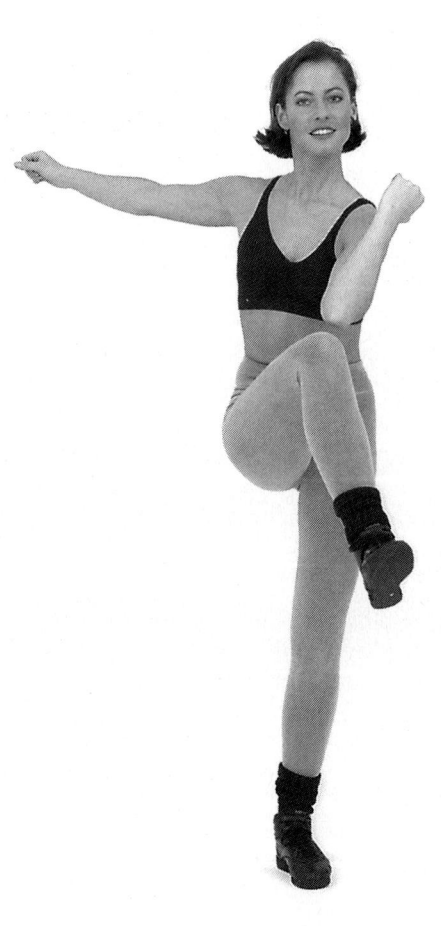

Einsteigen –
Das sollten Sie wissen

Unser Leben ist durch Bewegungsarmut oder oft sehr einseitigen Bewegungsabläufen – ob im Alltag oder im Beruf – gekennzeichnet. Nicht selten entwickeln sich dabei Fettpolster und eine Muskulatur ohne jede Grundspannung. Bei Frauen stellen Schwangerschaften fast immer ein einschneidendes, «figürliches Erlebnis» dar. Es fällt schwer, das Gewicht und die Figur wie vor der Schwangerschaft zu erreichen.

Ist man erst einmal mit seiner Figur unzufrieden, leidet auch das Selbstbewußtsein darunter. Viele übergewichtig gewordene Menschen zeigen sich nicht mehr im Schwimmbad oder am Strand, sportliche Betätigungen rücken in immer weitere Ferne, und schon geringe Anstrengungen lassen manch einen aus der Puste geraten und nach einer Pause verlangen.

Entscheiden Sie sich für eine bessere Fitness und mehr Gesundheit, für eine bessere Figur und für mehr Selbstbewußtsein.

Wenn Sie die *Bodytrainer*-Übungen in diesem Buch regelmäßig durchführen, werden Sie **dauerhaft** eine verbesserte Figur haben. Die Übungen sind wissenschaftlich fundiert und keine Modeerscheinungen, wie sie immer wieder neu aus den USA kommen.

Die *Bodytrainer*-Übungen sind **schonend und effektiv**. Im Gegensatz zu gehaltenen Übungen mit nur geringen Bewegungsabläufen werden die Bewegungen des *Bodytrainer*-Programms weiträumiger und dynamisch-kontrolliert durchgeführt. Das Prinzip meiner Übungen ist eine hohe Wiederholzahl bei geringen Widerständen (Intensitäten).

Dies hat mehrere Vorteile:

- Der Kalorienverbrauch ist bedeutend höher als bei gehaltenen Übungen.
- Das richtige Funktionieren Ihrer Gelenke wird langfristig sichergestellt, die Gelenke werden belastbarer.
- Während des Übens sollte der Atem nicht angehalten werden, jederzeit sollte ruhig und gleichmäßig geatmet werden. Dies ist bei gehaltenen Übungen oder bei Übungen mit nur geringem Bewegungsausschlag nicht immer möglich.

- Durch die Ausrichtung der Übungen auf die Zonen, die Sie ganz besonders formen wollen, lassen Sie unnötige Übungen weg, sparen Zeit und üben äußerst effektiv.

Wie Sie sehen können, hat das *Bodytrainer*-Programm handfeste Vorteile. Machen Sie mit, und lassen Sie sich durch Ihre Erfolge überzeugen!
Wollen Sie noch mehr für Ihre Fitness und Gesundheit tun, bieten sich weitere Bücher aus der Reihe rororo sport an:
Bodywatch. Gut aussehen und sich wohl fühlen (9422), Problemzonen-Gymnastik (9411), Anti-Cellulite-Training (9412), Aqua-Training (8698), Ausdauergymnastik (8693), In-Line-Skating Rollerblading (9433), Partnergymnastik (8686), Qi-Gong – Wege zu den Energiequellen des Körpers (9442), Bring Dich in Schwung (9446), Trainingsbuch Thera-Band (9452), Bodyfit (9450), Das Wellness-Programm (9441), Walkfit. Das sanfte Bodytraining (9444), Extension. Entspannung, Vitalität, Regeneration (9425), Gymnastik falsch und richtig (9430), Wege zum Wunschgewicht (9792), Fit durch Muskeltraining (8611).

Tips für den Alltag
An dieser Stelle noch einige Tips für den Alltag: Ergänzen Sie Ihr *Bodytrainer*-Programm, indem Sie sich schon morgens beim Aufstehen rekeln und strecken.
– Benutzen Sie für kurze Wege kein Auto: Gehen Sie zu Fuß, oder fahren Sie mit dem Fahrrad.
– Benutzen Sie keine Fahrstühle: Gehen Sie die Treppen zu Fuß. Wenn Sie schon fitter sind, gehen Sie die Treppen bewußt in einem höheren Tempo.
– Wenn Sie auf einem Stuhl sitzen: Stehen Sie mehrfach hintereinander auf, und setzen Sie sich wieder hin. Können Sie das auch auf einem Bein?
– Gehen Sie, wann immer Sie können, im Stehen mehrfach auf die Fußspitzen und wieder zurück.

So funktioniert
das Bodytrainer-Programm

Erfolge können Sie nur dann erzielen, wenn Sie täglich **10 bis 30 Minuten** üben. Ebenso wichtig wie die Häufigkeit der Übungen ist es, dauerhaft, d.h. über mehrere Wochen und Monate zu üben. Hier ist tatsächlich einmal keinmal.

Nach nur kurzer Zeit, meist nach nur ein oder zwei Übungssequenzen, fühlen Sie sich **wohler und straffer**, denn durch das *Bodytrainer*-Programm erhöht sich innerhalb kürzester Zeit der Spannungszustand der Muskulatur, der sogenannte Tonus. Dies führt spontan zu einem besseren Wohlbefinden.

Meßbare Zuwächse Ihrer **Fitness** können, abhängig von Ihrem konditionellen Zustand, schon nach einer Woche festgestellt werden. Erste positive, sicht- und meßbare Ergebnisse einer verbesserten Figur können Sie nach zwei bis sechs Wochen verzeichnen.

Sie müssen nur dranbleiben! Voraussetzung dafür ist, daß Sie das Training ernst nehmen und sich auf die Übungen konzentrieren. Überwinden Sie sich auch mal dann, wenn's anstrengend wird, wenn Sie ins Schwitzen kommen. Tatsächlich: «Ohne Fleiß kein Preis».

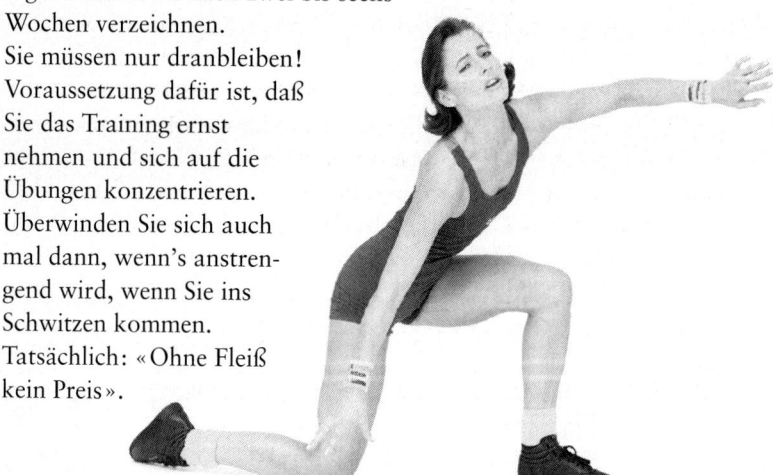

Effekte körperlichen Trainings

- ❏ verbessertes Allgemeinbefinden
- ❏ verbessertes Selbstwertgefühl
- ❏ verbessertes Körperbewußtsein
- ❏ geringere Depressionsneigung, verringerte Unruhe
- ❏ vermehrte Ausgeglichenheit
- ❏ erholsamer Schlaf
- ❏ verbessertes Sozialverhalten, vermehrte Kontakte
- ❏ verbesserte Konzentrationsfähigkeit
- ❏ verbesserte Stressbewältigung
- ❏ verminderter Konsum von Alkohol und Medikamenten
- ❏ bewußteres Ernährungsverhalten
- ❏ vermindertes Übergewicht, Fettabbau
- ❏ Schutz vor Herz-Kreislauf-Erkrankungen
- ❏ Senkung des Fettspiegels im Blut
- ❏ gestärkte Widerstandskraft gegenüber Krankheiten
- ❏ verbesserte Verdauungstätigkeit

Die *Bodytrainer*-Übungsprogramme sind auf bestimmte Zonen Ihres Körpers ausgerichtet, das Gewebe soll gestrafft werden. Ob an den Armen, der Brust, dem Bauch, dem Gesäß oder den Beinen – immer liegt Muskulatur unter dem Bereich, den Sie am liebsten verändern möchten. Wenn sie diese Muskulatur gezielt beüben, verlieren Sie Körperfett. Parallel dazu werden Ihre Muskeln fester (Tonuserhöhung). Nach einigen Übungssequenzen nimmt Ihre Muskulatur zu, das Fettgewebe weiter ab. Ihre Figur wird durch den höheren Anteil an Muskulatur und den geringeren Anteil an Körperfett ‹fester›. Viele Frauen haben Angst, zuviel Muskelmasse zu entwickeln. Hier kann ich Sie beruhigen. Um dieses zu erreichen, sind die meisten Frauen, vom Hormonhaushalt her gesehen, völlig ungeeignet. Es müßte ein spezielles Bodybuilding-Training durchgeführt werden, was mit dem *Bodytrainer*-Programm nichts gemeinsam hat.

Ein weiterer und nicht zu unterschätzender Effekt des *Bodytrainer*-Programms ist die Verbesserung Ihrer *Haltung* – und eine gute Haltung ist ein wesentlicher Bestandteil einer guten Figur.

Appetit und Bodytraining

Um Ihre Traumfigur zu erreichen, sollten Sie sich darüber im klaren sein, daß körperliche Übungen allein nicht genügen. Die Figur ist auch immer abhängig von der Vererbung, dem Körperbautyp, sie ist im wesentlichen durch die Nahrungsaufnahme und den Nährstoffverbrauch zu beeinflussen. Nehmen Sie mehr Kalorien zu sich, als Sie verbrauchen können, werden Sie unweigerlich zunehmen. Nehmen Sie also weniger zu sich, essen Sie gesünder, fettärmer, *und* führen Sie das *Bodytrainer*-Programm durch.

Fett wird abgebaut, indem Sie z. B. durch sportliche Übungen einen erhöhten Energieverbrauch haben, aber gleichzeitig der Energiebedarf aus der aufgenommenen Kalorienmenge nicht gedeckt werden kann. Daraufhin werden Fette aus dem Fettgewebe gelöst und zu Energie zerlegt, Sie verlieren an Körpergewicht. Um diesen Prozeß in Gang zu setzen, eignet sich das *Bodytrainer*-Programm ganz besonders. Darüber hinaus können Sie durch das *Bodytrainer*-Programm *gezielt* Einfluß auf Ihre Figur nehmen.

Übungen mit hohen Wiederholungszahlen und leichten bis mittleren Widerständen (Gewichten), wie sie im *Bodytrainer*-Programm angeboten werden, hemmen erfahrungsgemäß den Appetit. Legen Sie Ihre Übungen ein bis zwei Stunden vor die übliche Essenszeit. Sie werden über Ihren gezügelten Appetit staunen. Oder Sie lassen das Essen auch einmal ausfallen und legen das *Bodytrainer*-Programm auf den Zeitpunkt einer Mahlzeit, es lohnt sich!

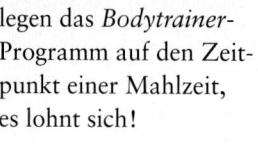

Bevor Sie beginnen

Wie alt sind Sie?

Wenn Sie maximal dreißig Jahre alt sind und sich als gesund und sportlich aktiv einstufen, dann können Sie sofort starten.

Wenn Sie über dreißig Jahre alt und gesund sind, sollten Sie es langsam angehen lassen; besonders dann, wenn Sie in den letzten Jahren keinen Sport getrieben haben. Beginnen Sie mit dem Programm der Stufe 1. Erst wenn Sie es problemlos schaffen, wählen Sie das Programm der Stufe 2.

Wenn Sie untrainiert und über vierzig Jahre alt sind, sollten Sie sich vor Aufnahme des Übungsprogramms bei Ihrem Hausarzt bezüglich Ihrer Gesundheit rückversichern.

Sind Sie gesund?

Wenn Sie an Krankheiten leiden, an akuten oder schon länger zurückliegenden Verletzungen oder wenn Sie organische oder orthopädische Schäden haben, dann sollten Sie unabhängig von Ihrem Alter vor Aufnahme der *Bodytrainer*-Übungen den Arzt befragen. Der Arzt kann Empfehlungen aussprechen, ob Sie z. B. einige Übungen bevorzugt einsetzen bzw. andere Übungen aus dem Programm streichen sollten.

Sind Sie Anfängerin oder schon Fortgeschrittene?

Als Anfängerin sollten Sie auf jeden Fall mit dem Programm der Stufe 1 beginnen. Wenn Sie es locker schaffen und ohne folgende Beschwerden (Muskelkater) überstehen, dann können Sie sich schon etwas mehr zumuten und zur Stufe 2 wechseln.

Sind Sie übergewichtig?

Wenn Sie (noch) übergewichtig sind, sollten Sie besonders darauf achten, daß Ihr Rücken während der Übungen angespannt ist. Anfangs sollten Sie Sprünge vermeiden, ganz besonders Sprünge auf einem Bein. Ihre Gelenke werden sonst in kurzer Zeit von den ungewohnten Bewegungen, aber auch durch Ihr hohes Gewicht bedingt, überlastet sein und zu schmerzen beginnen.

Messen Sie sich nicht mit den ganz schlanken Personen. Um einige Kilo zuviel an Gewicht zu bewegen, ist eine höhere Leistung vonnöten als bei einem sehr schlanken Menschen. Da Sie gewichtsbedingt mehr leisten müssen, kommen Sie leichter aus der Puste. Strengen Sie sich, ohne falschen Ehrgeiz, trotzdem kräftig an. Setzen Sie auf die Zeit, auf die sich zunehmend entwickelnde Fitness und die angestrebten Gewichtsverluste.

Die Übungssequenz:
Warm-up – Bodytrainer – Cool-down

Eine sportliche Übungssequenz ist dreigeteilt. Das *Bodytrainer*-Programm beginnt immer mit den vorbereitenden Übungen (Warm-up). Daran schließt sich das eigentliche *Bodytrainer*-Programm an, das in den Ausklang übergeht, man nennt das auch Cool-down.

Das **Warm-up** dient der Einstimmung auf die künftige Belastung. Der Organismus wird ‹eingepegelt›. Steigern Sie nur langsam die Belastungen, fordern Sie sich am Anfang einer Übungseinheit nicht zu stark, denn um so schneller wird die Ermüdung oder gar Erschöpfung eintreten.
Betrachten Sie die vorbereitenden Übungen nicht als notwendiges Übel, sondern gestalten Sie sie abwechslungsreich und motivierend. Je besser Ihr Fitnessgrad ist, desto längere Zeit sollten Sie zum Aufwärmen verwenden.
Morgens ist eine etwas längere Aufwärmzeit vonnöten als abends; bei warmer Umgebungstemperatur ist das Aufwärmen gegenüber kalten Temperaturen kürzer.

Dann kommen die **Bodytrainer**-Übungen, die den speziellen Zielbereich besonders ansprechen. Da Sie nach dem Warm-up schon gut vorbereitet sind, sollten Sie nun auch vor anstrengenden Belastungen nicht zurückschrecken. Die alte Weisheit «ohne Fleiß kein Preis» hat beim sportlichen Üben ihre besondere Gültigkeit.

Das **Cool-down** soll dann den Stoffwechsel beruhigen. Der physisch und psychisch auf Leistung eingepegelte Organismus wird langsam wieder in den Ruhezustand zurückgeführt. Verlangen Sie jetzt dem

Körper keine hohen Leistungen mehr ab. Das Cool-down sorgt für Ihre bessere Erholung und steigert die Lust auf das nächste Mal.

Beenden Sie das *Bodytrainer*-Programm zu einem Zeitpunkt, zu dem Sie noch nicht ‹völlig geschafft› sind. Schlimmstenfalls verlieren Sie die Lust auf das nächste Mal, da das letzte Mal so anstrengend erschien… und das kann nicht in Ihrem Interesse liegen!

Soviel Zeit
müssen Sie sich nehmen

Die Frage nach dem Zeitaufwand wird immer wieder gestellt, es gibt aber keine allgemeingültige Antwort, sie kann nur individuell gegeben werden. In der Praxis hat es sich gezeigt, daß bei täglichem Üben ca. 10 Minuten reine Übungszeit (*Bodytrainer*-Teil) genügen, um die Übungsziele zu verwirklichen.

Wenn Sie jedoch nur dreimal in der Woche üben, sollte die Übungszeit auf jeweils ca. 20 bis 30 Minuten ausgedehnt werden.

Als Anfänger(in) muß man noch häufig Übungen nachschlagen und benötigt noch deutlich längere Pausen. Als Fortgeschrittene(r) sind Ihnen die Übungen zunehmend bekannt. Durch Ihre verbesserte Fitness benötigen Sie nicht mehr so lange Pausen; die Übungsdauer kann sich dadurch verkürzen.

Wichtig ist es, daß Sie zum Üben eine positive innere Einstellung finden. Das *Bodytrainer*-Programm ist Freizeit – und davon kann man nie genug bekommen.

So können Sie
Ihre Erfolge überprüfen

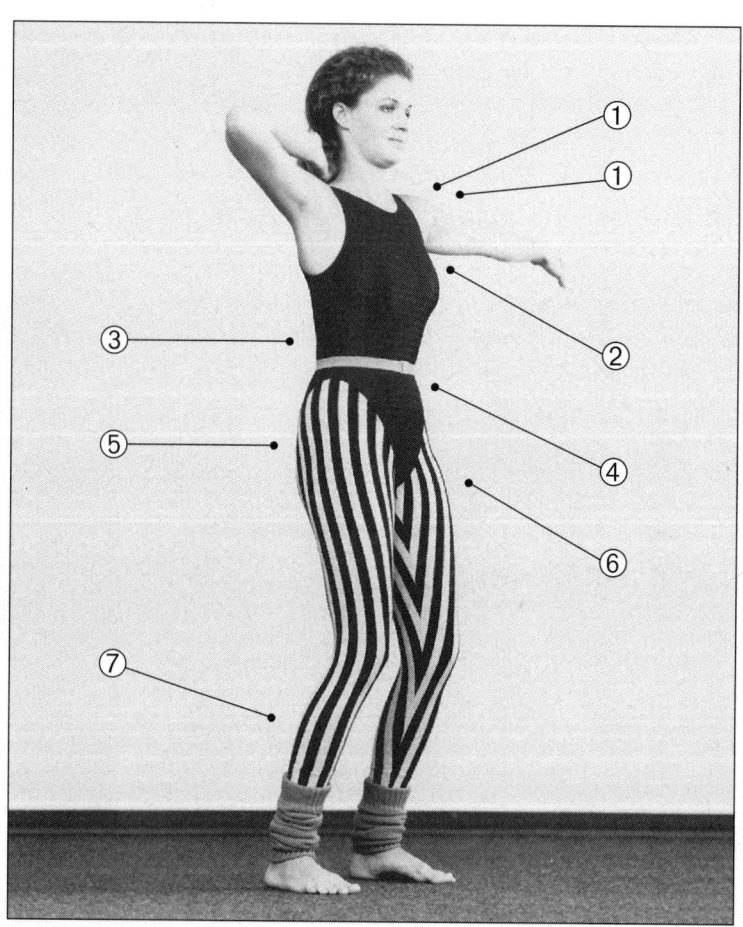

Kontrollieren Sie konsequent vor Beginn einer *Bodytrainer*-Übungs-
stunde Ihr Gewicht. Es kann als Ansporn, aber auch als Mahnung
wirken. Messungen der Körperumfänge dienen der Erfolgskontrolle
und sollten möglichst immer von derselben Person (Sie selbst, Freun-
din/Freund) durchgeführt werden. Führen Sie die Messungen in
festen Zeitabständen, z. B. einmal je Woche, durch.
Protokollieren Sie sorgfältig Ihr Körpergewicht und die Ergebnisse
der Körperumfangsmessungen.
Auf dem Foto links sind sieben Meßpunkte eingezeichnet. Da das
Bodytrainer-Programm immer positive Auswirkungen auf die ge-
samte Figur hat, ist es zu empfehlen, die Umfangsmaße immer an al-
len Meßpunkten zu erfassen, egal wo Ihr Trainingsschwerpunkt liegt.

Meßpunkte	
① **Oberarm**	Ansatz des Deltamuskels (alternativ des Bizeps) bei nach vorne angehobenem Arm
② **Brustumfang**	In Höhe der Brustwarze. Es ist darauf zu achten, daß das Maßband korrekt um den Körper gelegt wird.
③ **Taille**	Am unteren Rippenbogen
④ **Bauchnabel**	Drei Zentimeter unterhalb des Bauchnabels wird der Bauchumfang gemessen.
⑤ **Hüfte (inkl. Gesäß)**	**Am Punkt des größten Umfangs**
⑥ **Oberschenkel**	**Fünf Zentimeter unterhalb des Schambeins. Es ist darauf zu achten, daß das Maßband korrekt um das Bein gelegt wird.**
⑦ **Wade**	**Am Punkt des größten Umfangs**

So sollten Sie sich kleiden

Bei der Fitnesskleidung ist darauf zu achten, daß Naturfasern (Baumwolle) oder speziell entwickelte Fasern (Taktel, Goretex) besser zu tragen sind als Kleidungsstücke mit ungeeigneten Kunstfasern. Diese bilden kalten Schweiß auf der Haut und entwickeln einen unangenehmen (Schweiß-)Geruch. Tragen Sie lieber mehrere leichte Kleidungsstücke als nur ein schwereres. Elastische und weite Kleidung ist angenehmer zu tragen als zu enge Kleidung, die am Körper klebt. Gymnastiklatschen oder Joggingschuhe sind zum Üben zu Hause nur wenig geeignet. Die Gymnastikschuhe geben keinen festen Halt und verfügen über kein Fußbett. Joggingschuhe besitzen meist eine sehr breite Laufsohle; wenn Sie mit diesen Schuhen umknicken, sind die Folgen für Ihr Sprunggelenk meist schwerwiegend. Für die Gymnastik sollten Sie normale Sportschuhe mit flachen Sohlen benutzen, im Fachhandel gibt es auch Schuhe z. B. für Aerobic, die gut geeignet sind.

Trainieren –
Das können Sie tun

Regeln, die Sie
immer einhalten sollten

- Vermeiden Sie **Preßatmung**! Besonders Anfängerinnen neigen dazu, immer dann, wenn es anstrengt, die Luft anzuhalten. Atmen Sie ruhig und gleichmäßig. Atmen Sie aus, wenn Sie die Muskulatur anspannen und einen Widerstand überwinden.
  Ein Tip: Wenn es mit der richtigen Atmung nicht klappen sollte, zählen Sie leise jede Wiederholung mit, dadurch sind Sie gezwungen, auch während der Übung immer zu atmen!
- Ebenso wichtig wie die Atmung sind die **richtige Körperhaltung** und die **korrekte Technik**. Lesen Sie die Übungsbeschreibungen sorgfältig durch. Vergleichen Sie die Beschreibungen mit den Fotos. Beginnen Sie erst dann mit der Übung.
- **Konzentrieren** Sie sich. Gerade Warm-up, gymnastische Elemente oder das Stretching werden häufig ‹so nebenbei› erledigt. Unkonzentriertheit, Ermüdung und Überforderung sind häufige Ursachen von Verletzungen, z. B. dem Umknicken im Fußgelenk.
- Ebenso konzentriert wie das Warm-up sollten Sie auch das **Cooldown** betreiben. Es entspannt, lockert die Muskulatur und bringt Ihren Kreislauf wieder runter. Nun haben Sie viel mehr Lust auf das nächste Mal, denn wenn Sie das Bodytraining völlig erschöpft beenden, dann könnte es sein, daß Sie sagen: «Nie wieder», und das ist nicht in Ihrem Interesse!

Warm-up

Bevor Sie in den Hauptteil der speziellen Gymnastik einsteigen, sollten Sie immer die folgenden Übungen der allgemeinen und der speziellen Vorbereitung durchführen.

Das Herz-Kreislauf-System wird ebenso wie die Muskulatur, die Sehnen, Bänder und Kapseln auf die künftige Belastung vorbereitet. Ihre Bewegungen werden geschmeidiger und sie fallen Ihnen zunehmend leichter.

Zum Aufwärmen können Sie auch flotte Musik als Rhythmusgeber einsetzen, während des Hauptteils sollten Sie sich aber auf die Übungen konzentrieren und die Musik weglassen.

Laufen Sie locker auf der Stelle.
Nehmen Sie Ihre Arme mit, und
federn Sie bewußt in den Knie-
und Fußgelenken.

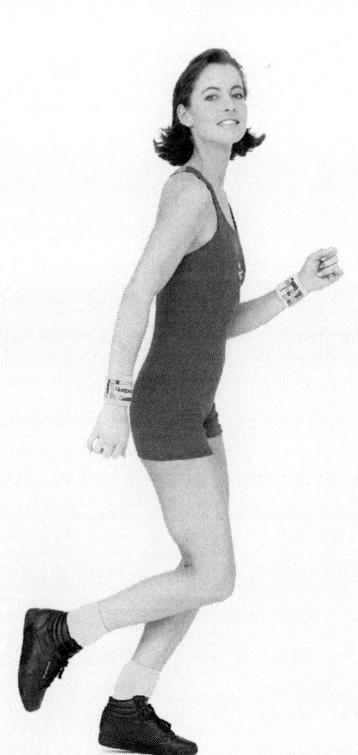
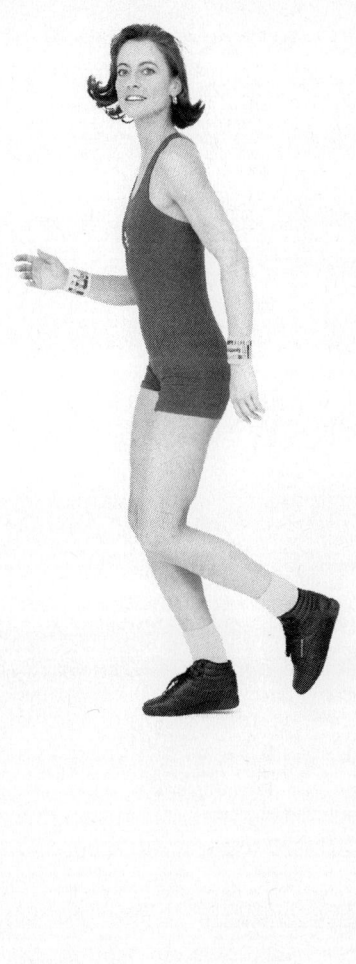

Belastungsdauer

1 bis 3 Minuten

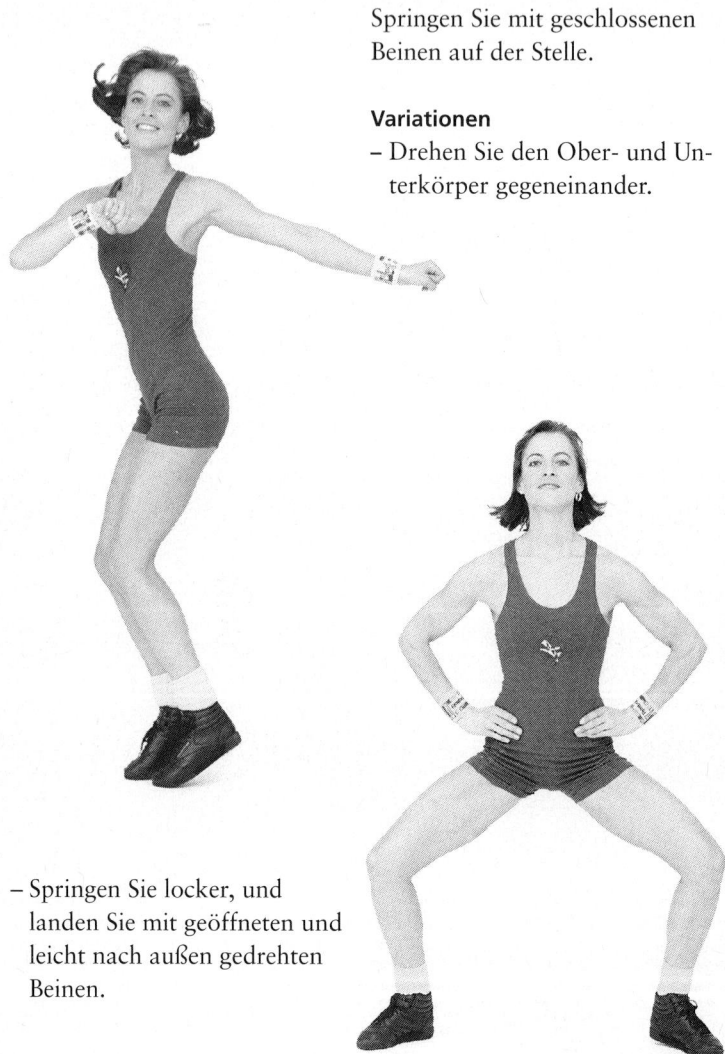

Springen Sie mit geschlossenen
Beinen auf der Stelle.

Variationen
– Drehen Sie den Ober- und Un-
terkörper gegeneinander.

– Springen Sie locker, und
landen Sie mit geöffneten und
leicht nach außen gedrehten
Beinen.

Belastungsdauer

1 bis 2 Minuten

Joggen Sie wieder auf der Stelle.
Ziehen Sie dabei wechselweise die
Knie nach oben, federn Sie in den
Knie- und Sprunggelenken
weiterhin gut ab.
Ziehen Sie nun die Fersen wech-
selweise an das Gesäß.

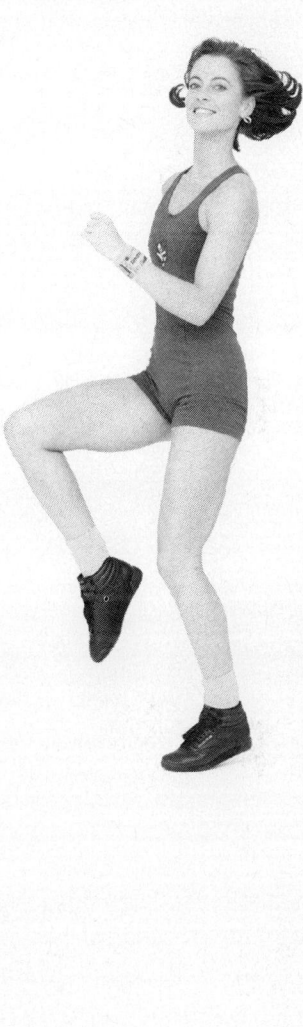

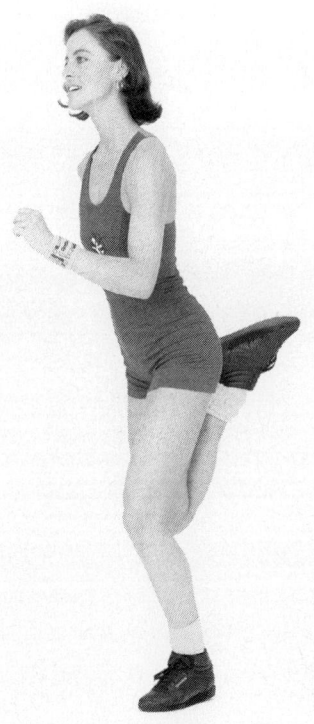

Hampelmann: Hüpfen Sie abwechselnd von einer Position in die andere. Wenn Sie noch nicht so fit sind, können Sie in der Position mit geöffneten Beinen einige Male nachfedern, bevor Sie in die Schlußposition springen.

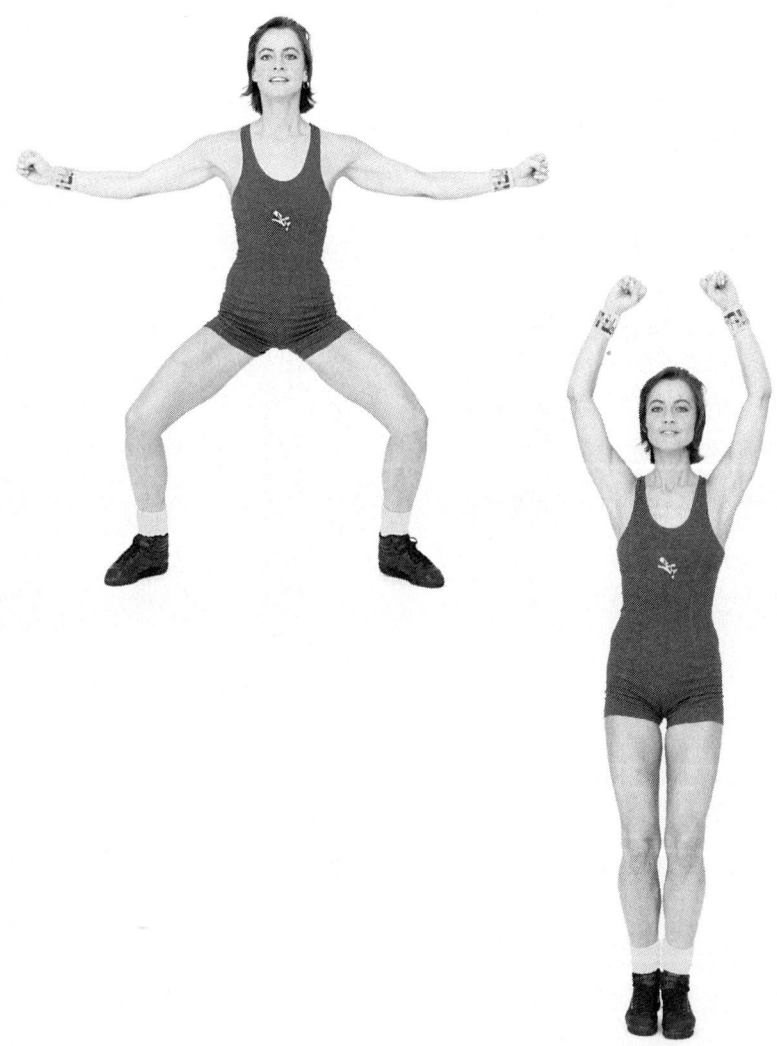

Belastungsdauer

30 sec bis 1 Minute

Führen Sie die rechte Hand und
den linken Fuß im Wechsel vor und
hinter dem Körper zusammen.
Wenn Sie schon fitter sind, federn
oder hüpfen Sie dabei.

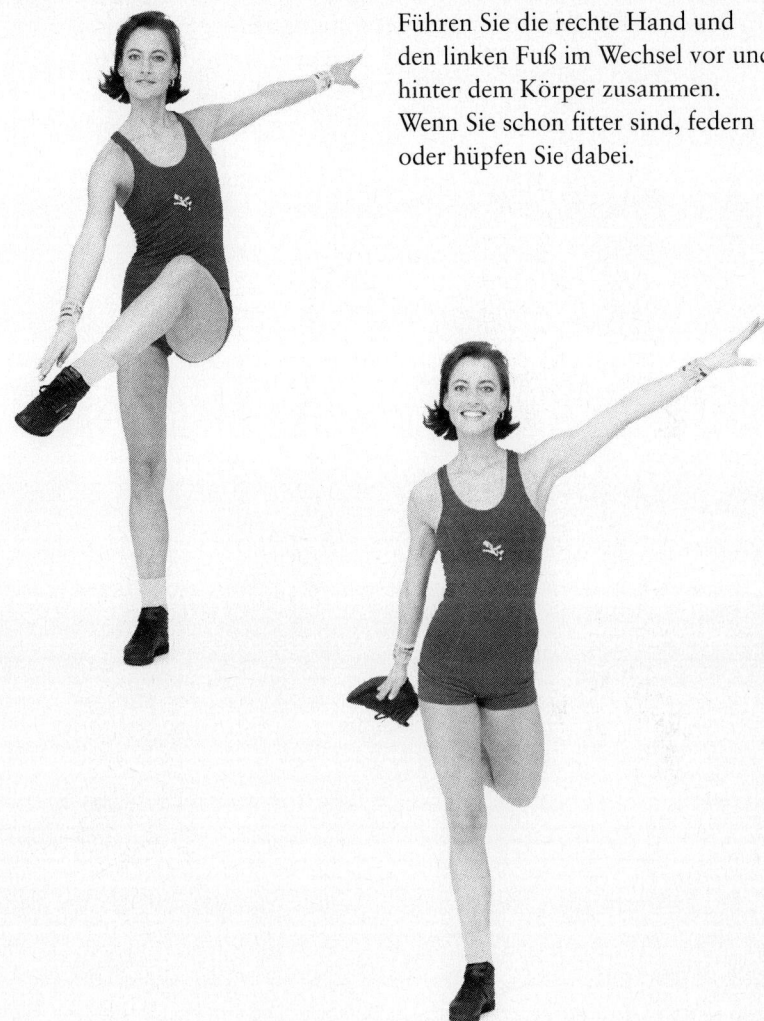

Belastungsdauer

30 sec bis 1 Minute

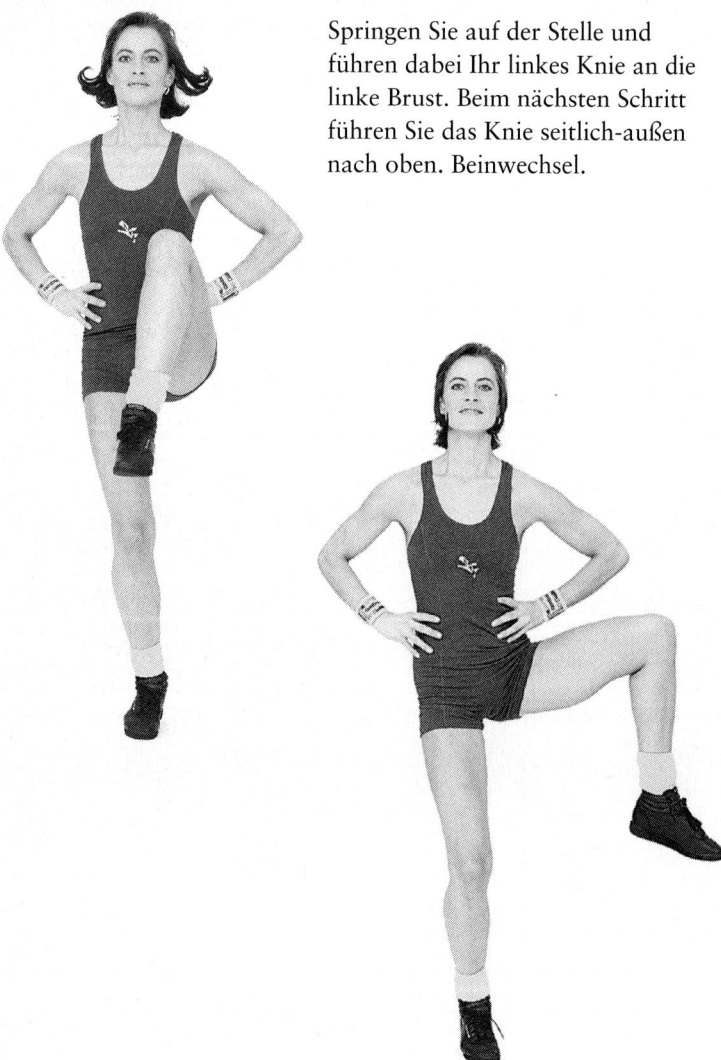

Springen Sie auf der Stelle und führen dabei Ihr linkes Knie an die linke Brust. Beim nächsten Schritt führen Sie das Knie seitlich-außen nach oben. Beinwechsel.

Belastungsdauer

30 sec bis 1 Minute

Hampelmann. Öffnen und schließen Sie die Arme und Beine
während des Hüpfens.

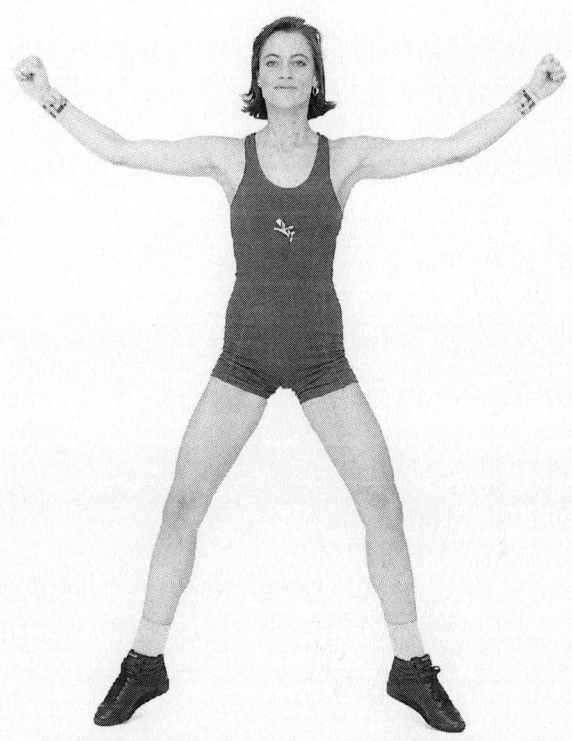

Belastungsdauer

30 sec bis 1 Minute

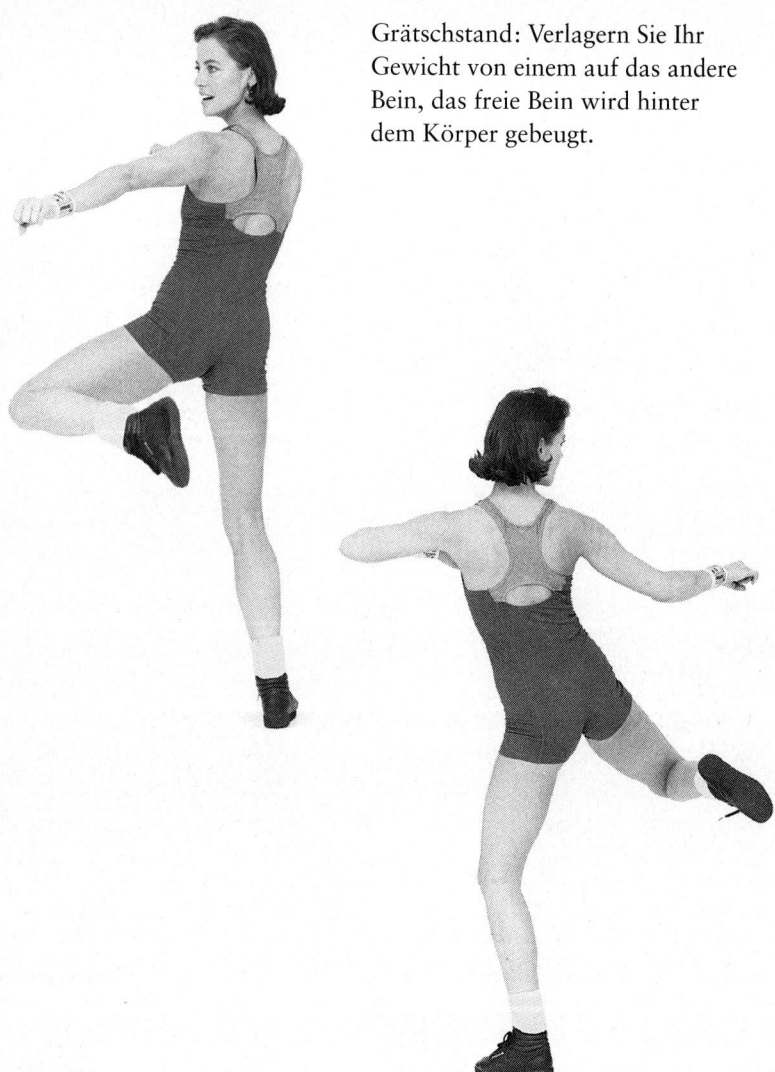

Grätschstand: Verlagern Sie Ihr Gewicht von einem auf das andere Bein, das freie Bein wird hinter dem Körper gebeugt.

Belastungsdauer

30 sec bis 1 Minute

Leichter Grätschstand: Berühren Sie wechselweise mit einer Hand den gegenüberliegenden Fuß.

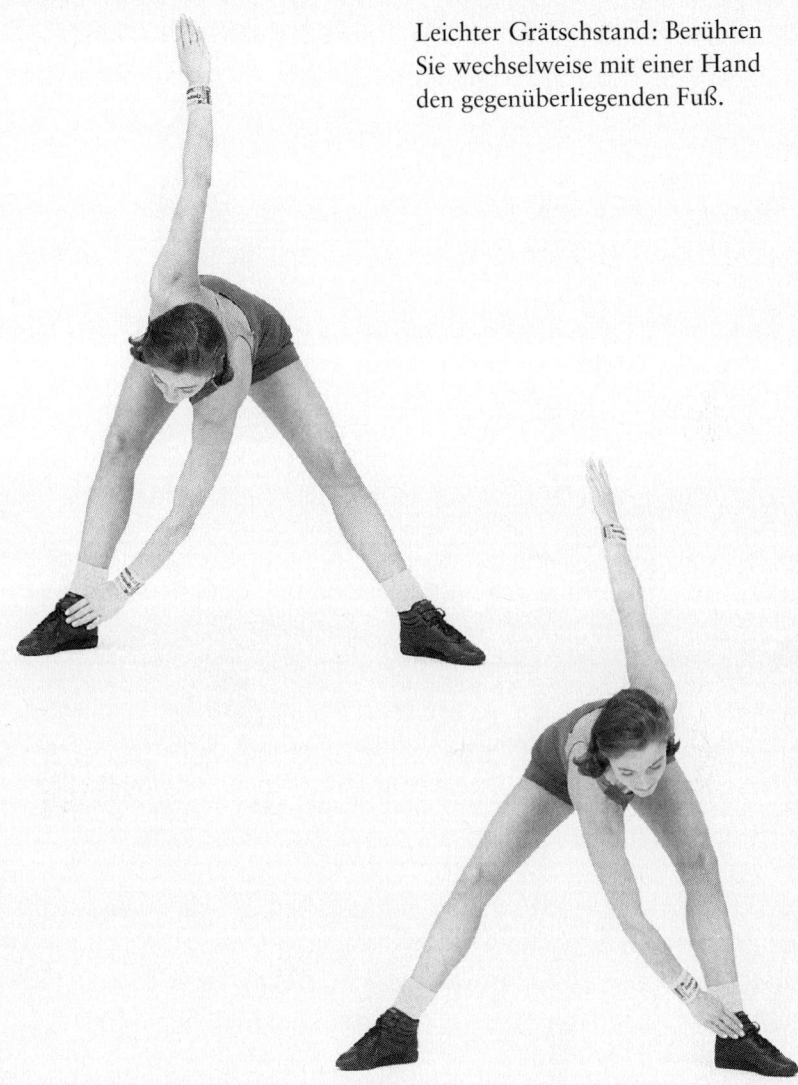

Belastungsdauer

30 sec bis 1 Minute

Berühren Sie abwechselnd mit dem einen Knie den gegenüberliegenden Ellbogen.

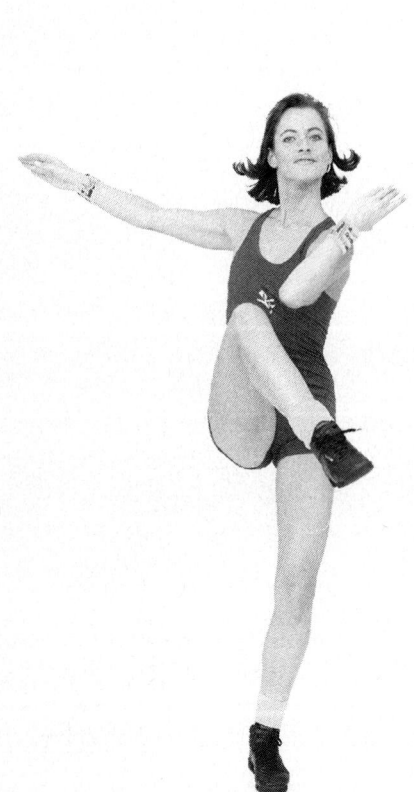
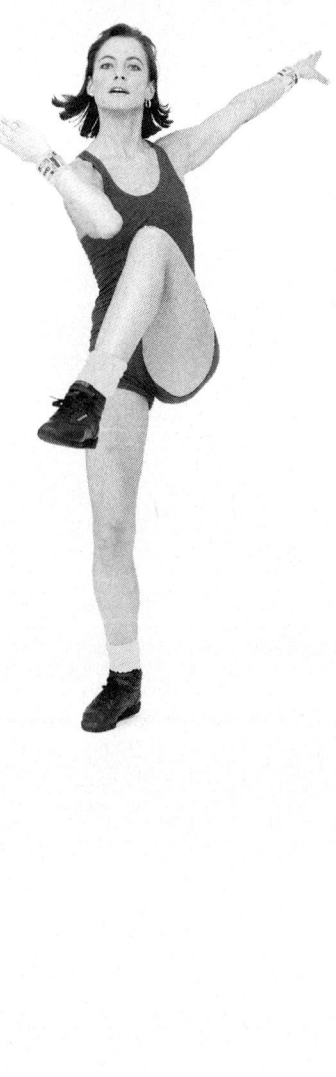

Belastungsdauer

30 sec bis 1 Minute

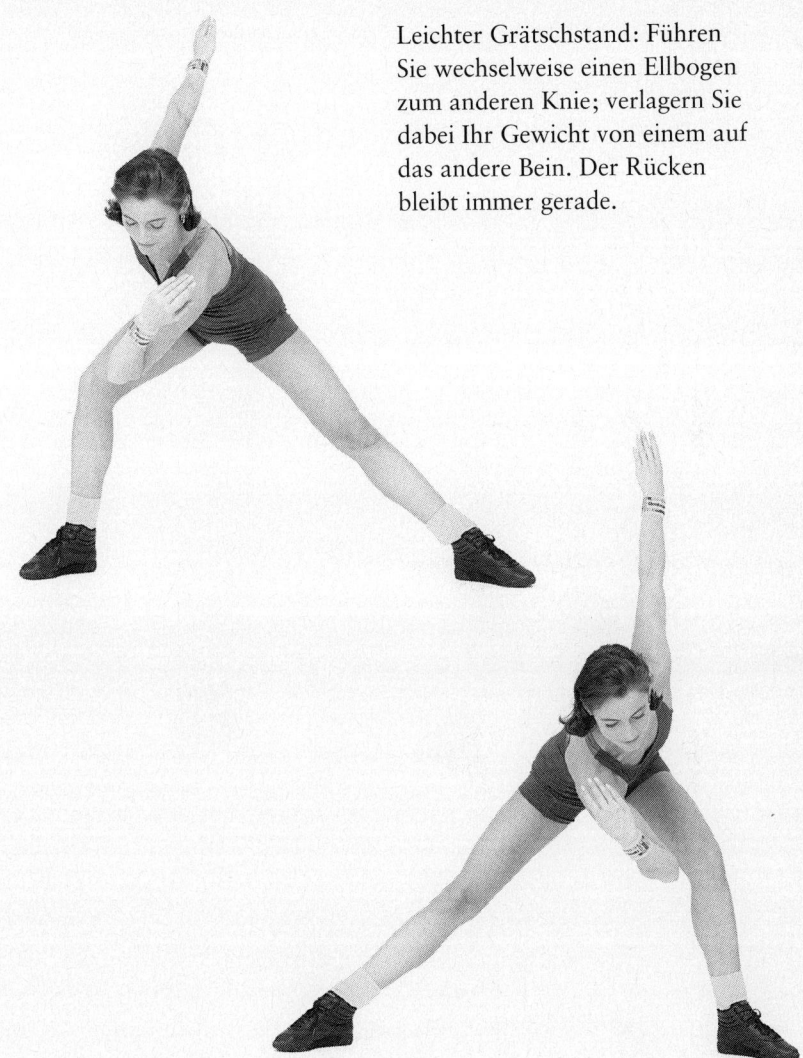

Leichter Grätschstand: Führen
Sie wechselweise einen Ellbogen
zum anderen Knie; verlagern Sie
dabei Ihr Gewicht von einem auf
das andere Bein. Der Rücken
bleibt immer gerade.

Belastungsdauer

30 sec bis 1 Minute

Strecken Sie die Arme nach oben,
und winkeln Sie ein Kniegelenk an.
Gleichzeitig ziehen Sie die Ellbogen
der gebeugten Arme nach unten.
Ohne Pause (Zwischenschritt)
die Seite wechseln.

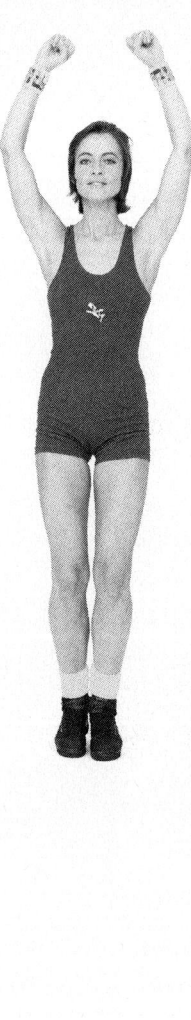

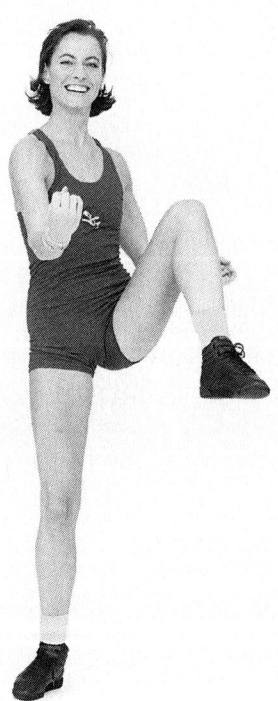

Belastungsdauer

30 sec bis 1 Minute

Der Bodytrainer
für Po und Beine

Lesen Sie zuerst die Übungsbeschreibungen intensiv durch, schauen Sie die Bilder an, und üben Sie erst dann aktiv.

Zu jeder Übung finden Sie unten auf der Seite die Angaben zu den Belastungen. Sind Sie Anfänger, sollten Sie sich an der Stufe 1 orientieren, wenn Sie schon fortgeschritten sind, an der Stufe 2.

Um einen optimalen Effekt zu erzielen, ist es wichtig, die Bewegungen langsam und gleichmäßig und unter ständiger Anspannung der Muskulatur durchzuführen.

Wenn Sie fortgeschritten sind, können Sie die gezeigten Übungen auch mit Zusatzgewichten an den Füßen (Gewichtsmanschetten) durchführen. Dadurch steigt die Effektivität der Übungen.

Bei Übungen im Knien oder im Liegen sollten Sie eine weiche Unterlage benutzen (Matte, Handtuch o. ä.).

Gehen Sie aus dem schulterbreiten Stand mit leichter Vorneigung und gerader Wirbelsäule in die halbe Kniebeuge und wieder zurück.

Variation
Jeweils für einige Sekunden in verschiedenen Kniebeugewinkeln bleiben.

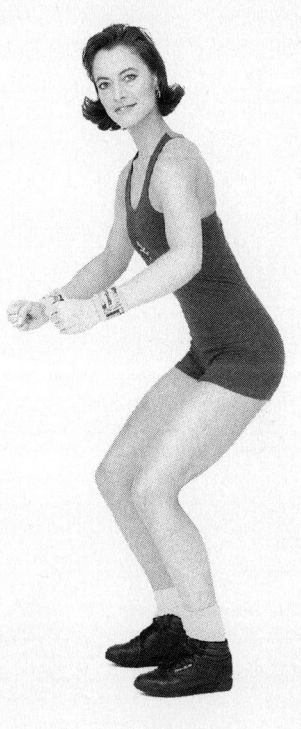

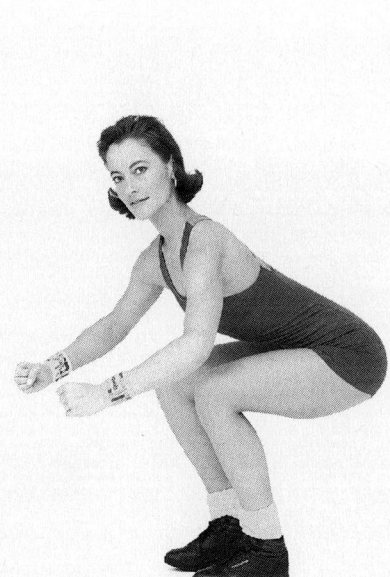

	Stufe 1	Stufe 2
Wdh.	8–10	8–10
Pause	–	15 sec
Wdh.	–	8–10

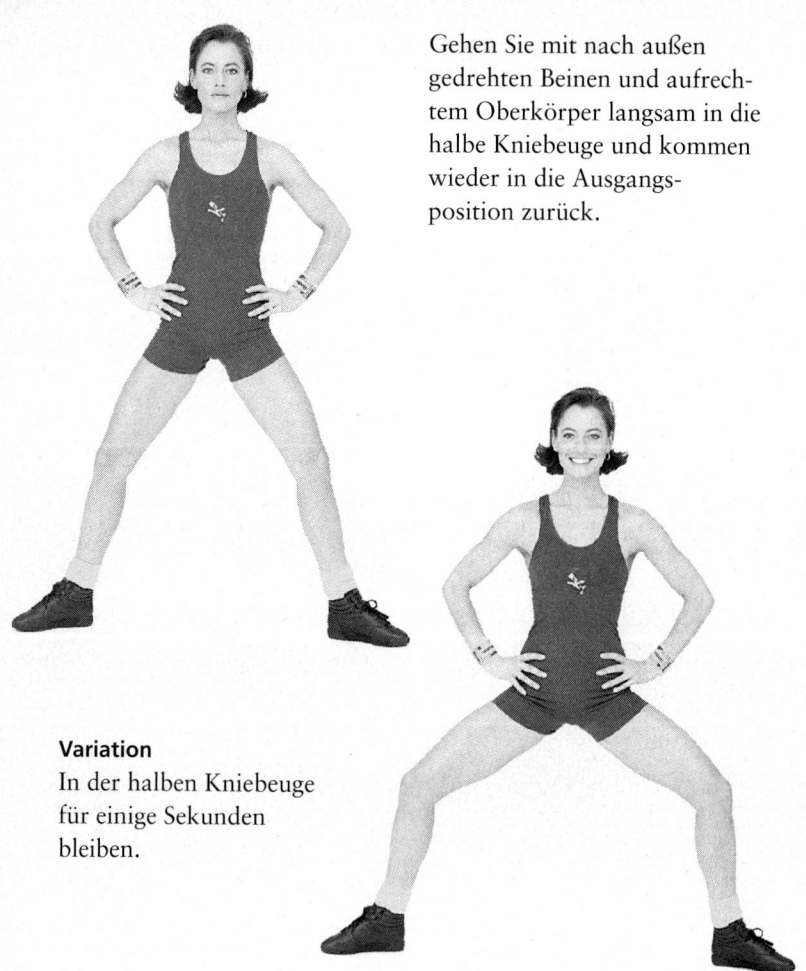

Gehen Sie mit nach außen gedrehten Beinen und aufrechtem Oberkörper langsam in die halbe Kniebeuge und kommen wieder in die Ausgangsposition zurück.

Variation
In der halben Kniebeuge für einige Sekunden bleiben.

	Stufe 1	Stufe 2
Wdh.	8–10	8–10
Pause	15 sec	15 sec
Wdh.	8–10	8–10
Pause	–	15 sec
Wdh.	–	8–10
Pause	–	15 sec
Wdh.	–	8–10

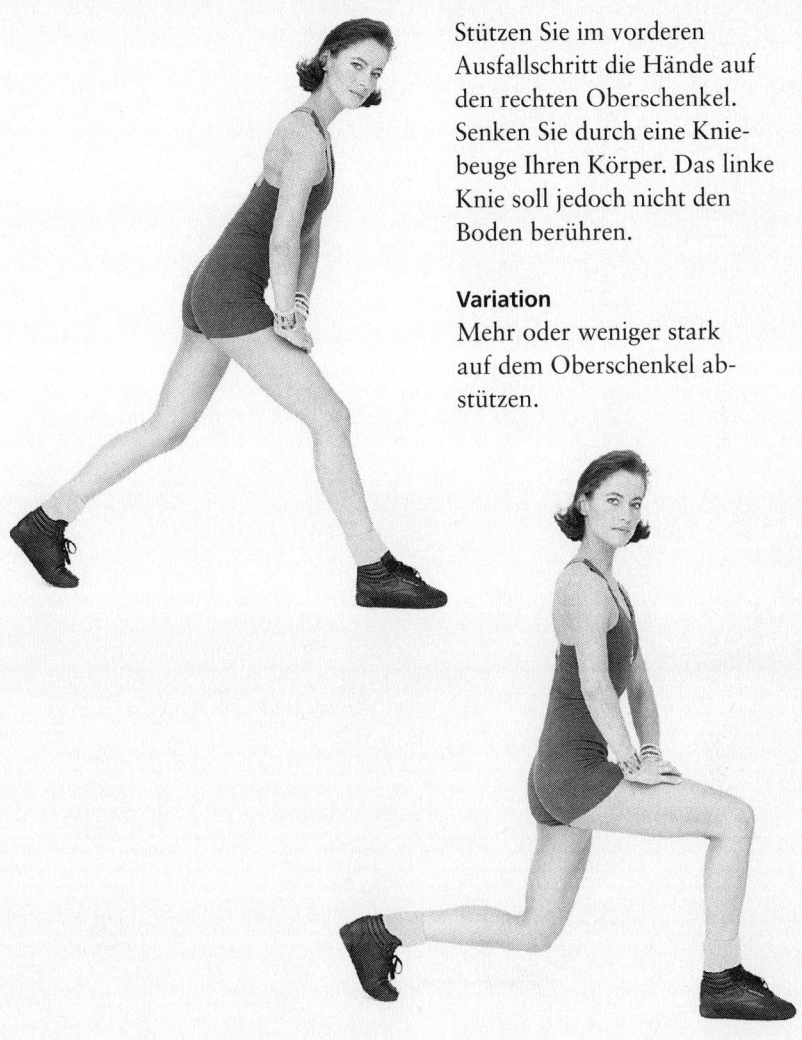

Stützen Sie im vorderen Ausfallschritt die Hände auf den rechten Oberschenkel. Senken Sie durch eine Kniebeuge Ihren Körper. Das linke Knie soll jedoch nicht den Boden berühren.

Variation
Mehr oder weniger stark auf dem Oberschenkel abstützen.

	Stufe 1	Stufe 2
Wdh.	8–10	8–10
Pause	–	15 sec
Wdh.	–	8–10

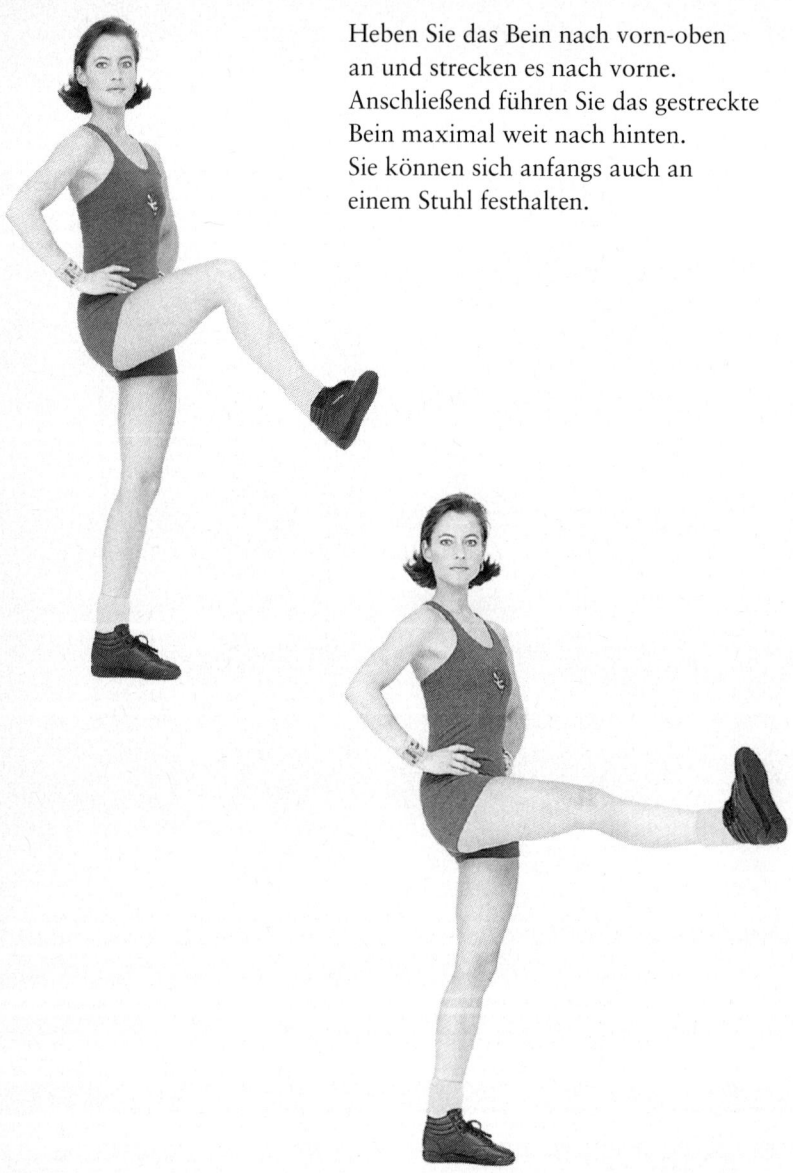

Heben Sie das Bein nach vorn-oben
an und strecken es nach vorne.
Anschließend führen Sie das gestreckte
Bein maximal weit nach hinten.
Sie können sich anfangs auch an
einem Stuhl festhalten.

	Stufe 1	Stufe 2
Wdh.	8–10	8–10
Pause	–	15 sec
Wdh.	–	8–10

Setzen Sie sich auf den vorderen Teil eines
Stuhls, und heben Sie bei geradem Rücken
das rechte Bein. Die Fußspitze ist zum
Körper hin angezogen.

Variationen
– Die Fußspitzen bei gestrecktem
  Bein strecken und anziehen.
– Das gestreckte Bein im Hüftgelenk
  ein- und ausdrehen.

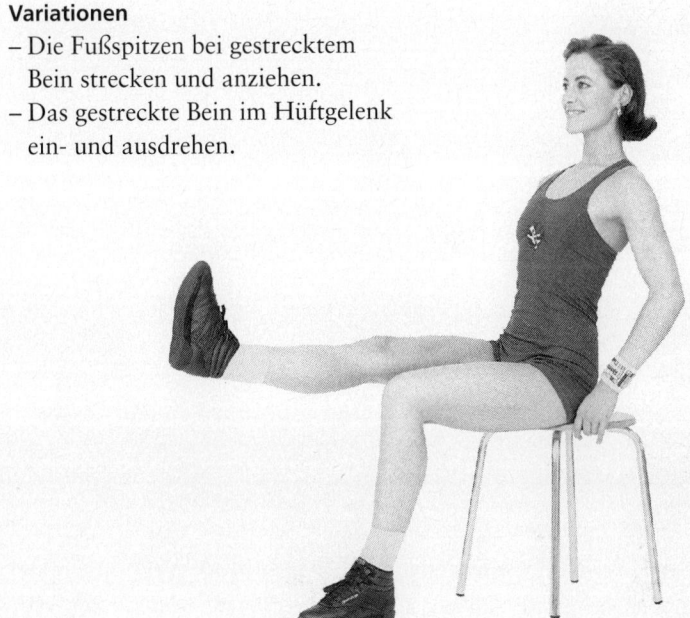

	Stufe 1	Stufe 2
Wdh.	8–10	8–10
Pause	–	15 sec
Wdh.	–	8–10

Heben Sie beide Beine gestreckt vom Boden ab, und strecken
Sie das obere Bein nach oben.

Variationen
– Statt der Fußspitze die Ferse nach oben zeigen lassen.
– Das nach oben gestreckte Bein für einige Sekunden halten bzw.
  mit kleinem Bewegungsausschlag federn lassen.
– Beide Füße mehrfach
  beugen und strecken.

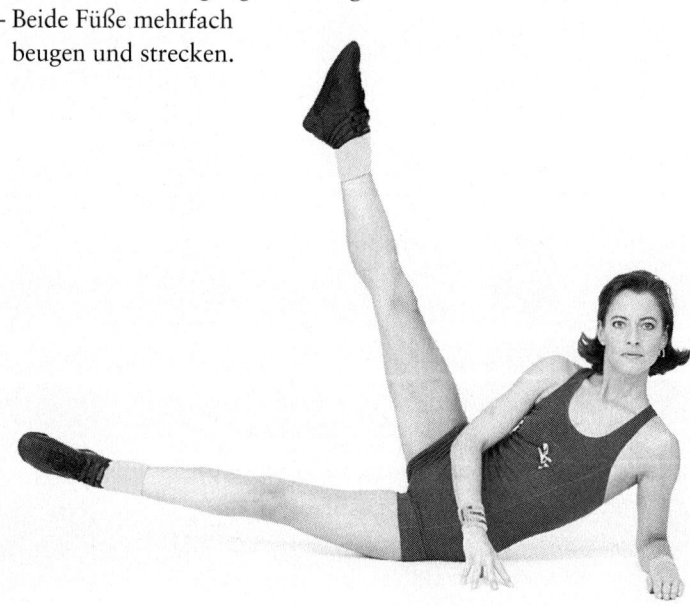

	Stufe 1	Stufe 2
Wdh.	8–10	8–10
Pause	–	15 sec
Wdh.	–	8–10

Führen Sie das gestreckte Bein
mit einer leichten Außendrehung
in der Hüfte so weit wie möglich
nach hinten. Kein Hohlkreuz!

Variation
Endposition für einige Sekunden
halten.

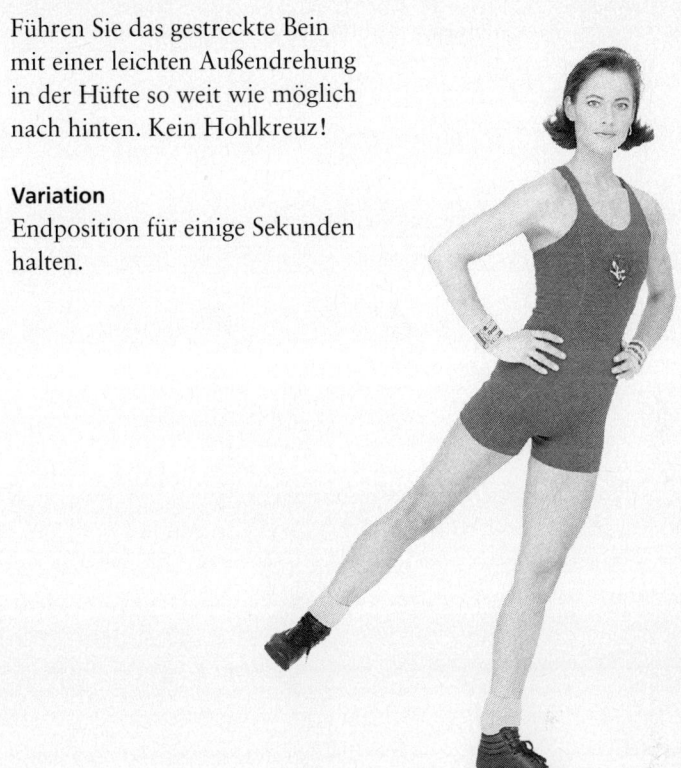

	Stufe 1	Stufe 2
Wdh.	8–10	8–10
Pause	–	15 sec
Wdh.	–	8–10

Spreizen Sie das Bein mit einer leichten Außendrehung in der
Hüfte seitlich nach außen-oben ab. Sie können sich auch anfangs
an einem Stuhl festhalten.

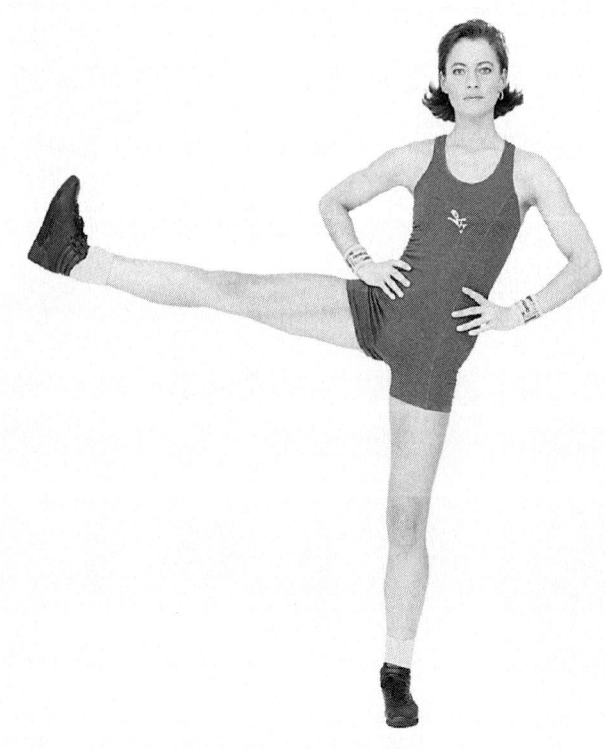

	Stufe 1	Stufe 2
Wdh.	8–10	8–10
Pause	–	15 sec
Wdh.	–	8–10

Heben Sie Ihr Gesäß an, bis der Rumpf eine Linie bildet. Versuchen Sie den Rumpf etwas zu überstrecken und spüren Sie dabei die zunehmende Spannung in der Gesäßmuskulatur. Ein Bein bleibt am Boden. Ziehen Sie die Fußspitzen so weit wie möglich zum Körper. Heben Sie das andere Bein gebeugt an und strecken es.

Variationen
- Endposition mit gestrecktem Bein für einige Sekunden halten.
- Das gestreckte Bein mit kleinem Bewegungsausschlag federn lassen.
- Den Fuß des oberen gestreckten Beines mehrfach beugen und strecken.

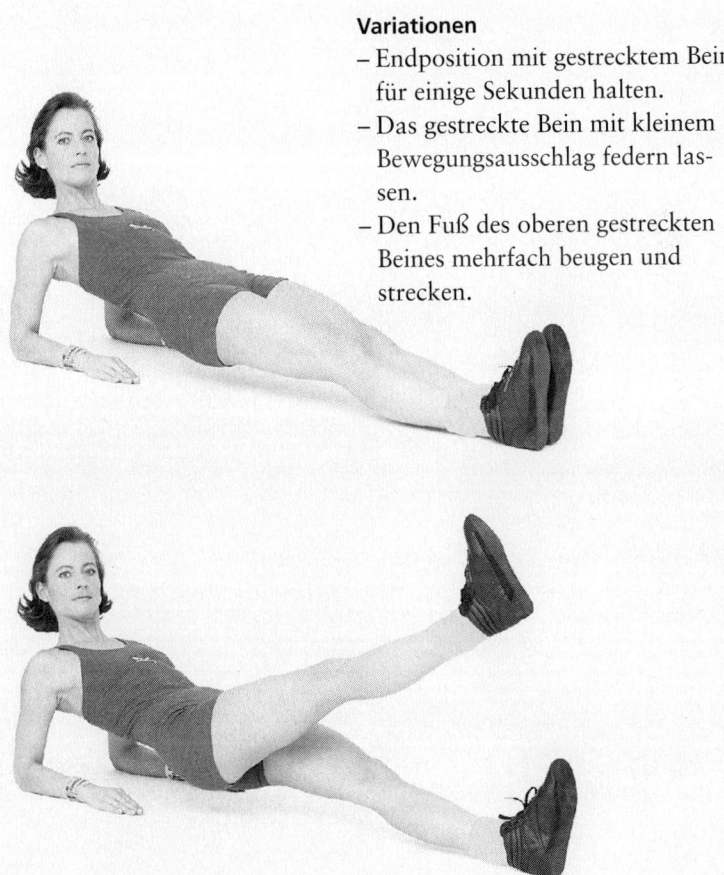

	Stufe 1	Stufe 2
Wdh.	8–10	8–10
Pause	–	15 sec
Wdh.	–	8–10

Heben Sie das Becken, bis Rumpf und Oberschenkel eine Linie bilden. Halten Sie diese Position für einige Sekunden.

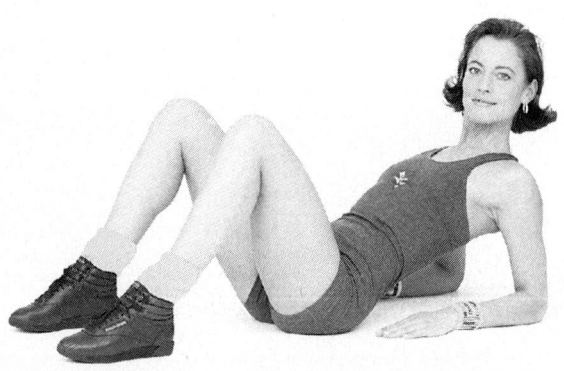

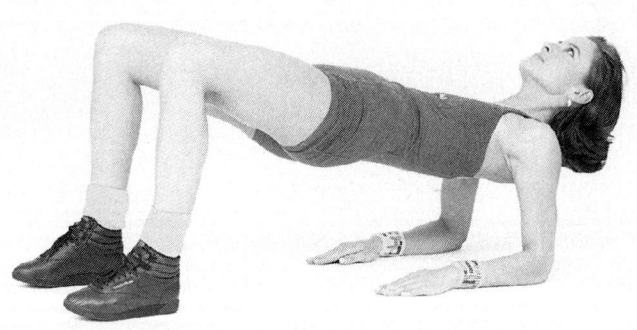

	Stufe 1	Stufe 2
Wdh.	8–10	8–10
Pause	–	15 sec
Wdh.	–	8–10

Heben Sie Ihr Gesäß an, bis der Rumpf eine Linie bildet. Ziehen Sie die Fußspitzen so weit wie möglich zum Körper. Nun heben Sie Ihr rechtes Bein an. In der Endposition sind beide Oberschenkel parallel zueinander.

Variationen
– Endposition mit gestrecktem
  Bein für einige Sekunden
  halten.

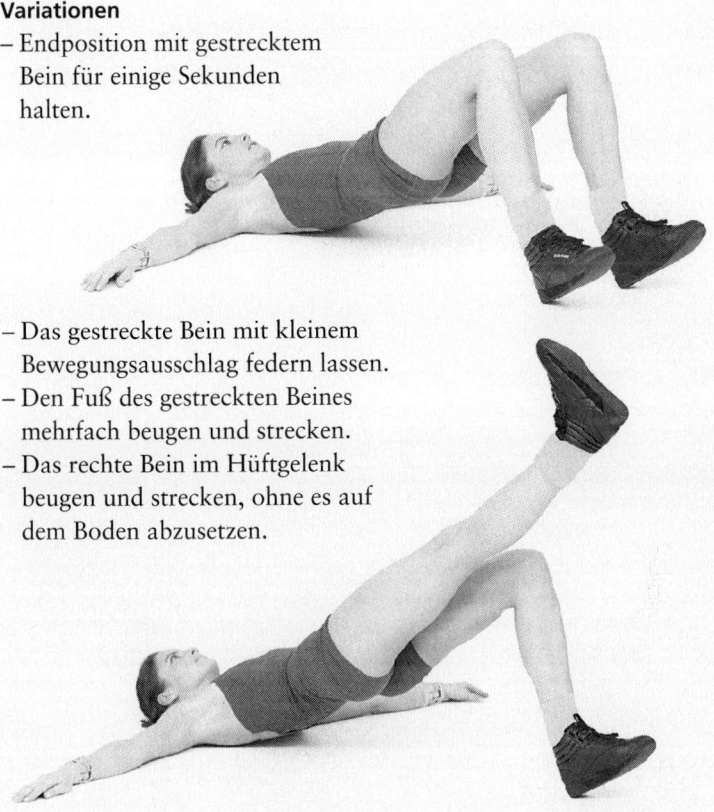

– Das gestreckte Bein mit kleinem
  Bewegungsausschlag federn lassen.
– Den Fuß des gestreckten Beines
  mehrfach beugen und strecken.
– Das rechte Bein im Hüftgelenk
  beugen und strecken, ohne es auf
  dem Boden abzusetzen.

	Stufe 1	Stufe 2
Wdh.	8–10	8–10
Pause	–	15 sec
Wdh.	–	8–10
Pause	–	15 sec
Wdh.	–	8–10

Setzen Sie den rechten Fuß mit der Ferse auf das linke Knie. Aus dieser Position strecken Sie das rechte Bein. In der Endposition befinden sich beide Oberschenkel parallel zueinander.

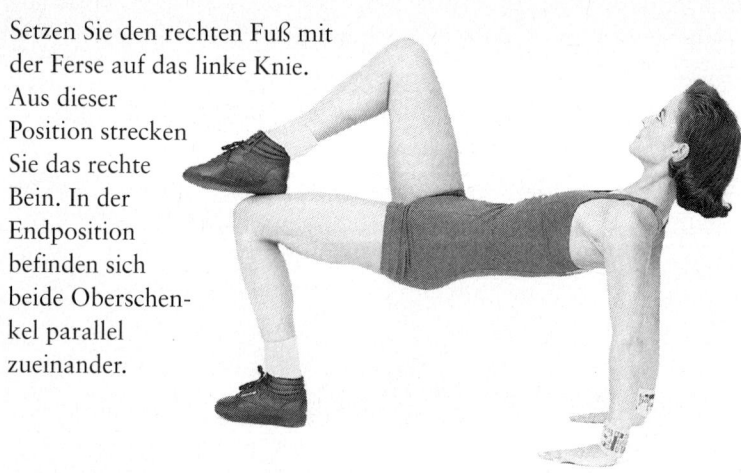

Variationen

– Das gestreckte Bein für einige Sekunden halten. Das gestreckte Bein mit kleinem Bewegungsausschlag auf- und abfedern lassen.
– Den rechten Fuß in der Endposition mehrfach beugen und strecken.

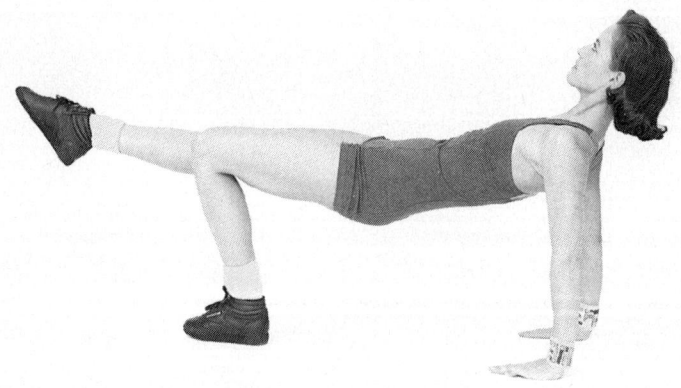

	Stufe 1	Stufe 2
Wdh.	8–10	8–10
Pause	–	15 sec
Wdh.	–	8–10

Strecken Sie das rechte Bein
nach oben und senken Sie
es wieder.

Variationen
– Das gestreckte Bein
  für einige Sekunden
  gestreckt halten.

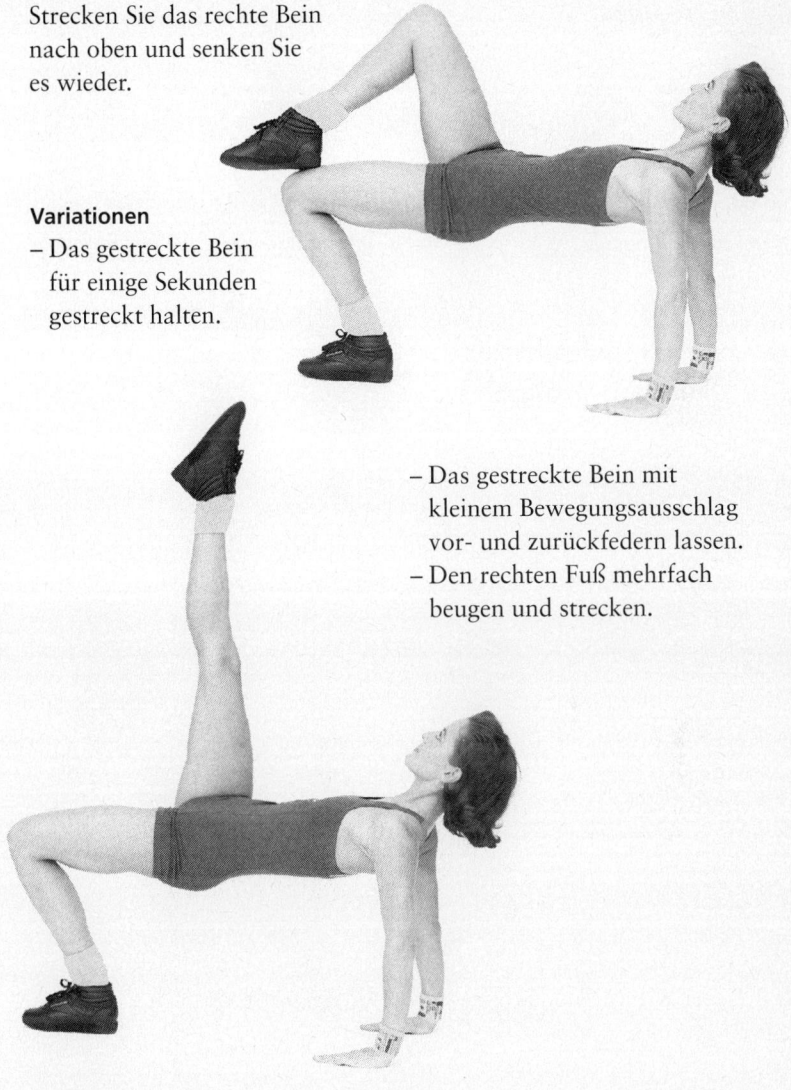

– Das gestreckte Bein mit
  kleinem Bewegungsausschlag
  vor- und zurückfedern lassen.
– Den rechten Fuß mehrfach
  beugen und strecken.

	Stufe 1	Stufe 2
Wdh.	8–10	8–10
Pause	–	15 sec
Wdh.	–	8–10

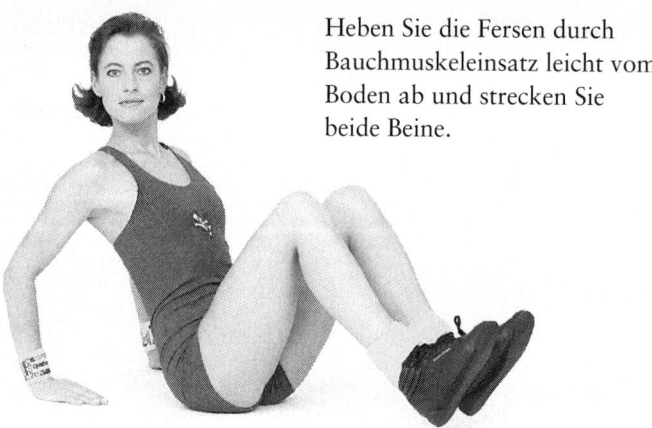

Heben Sie die Fersen durch Bauchmuskeleinsatz leicht vom Boden ab und strecken Sie beide Beine.

Variationen

– Abwechselnd nur ein Bein strecken, das andere Bein auf dem Boden lassen.
– Übung auch ohne Armstütz ausführen.

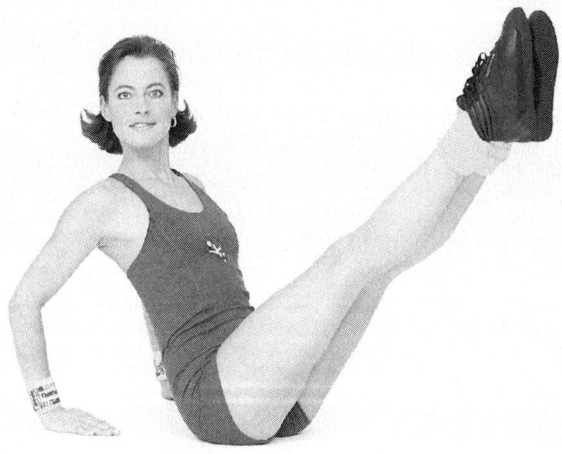

	Stufe 1	Stufe 2
Wdh.	8–10	8–10
Pause	–	15 sec
Wdh.	–	8–10

Führen Sie in einer ruderartigen
Bewegung die Hände in Brusthöhe
zum Körper, während Sie gleichzeitig die Beine maximal strecken.

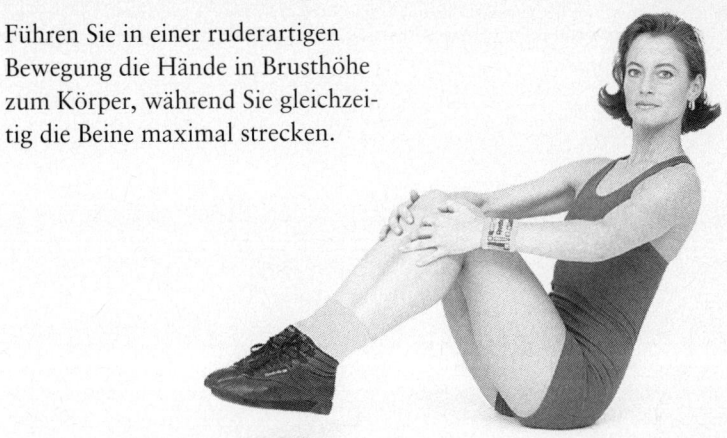

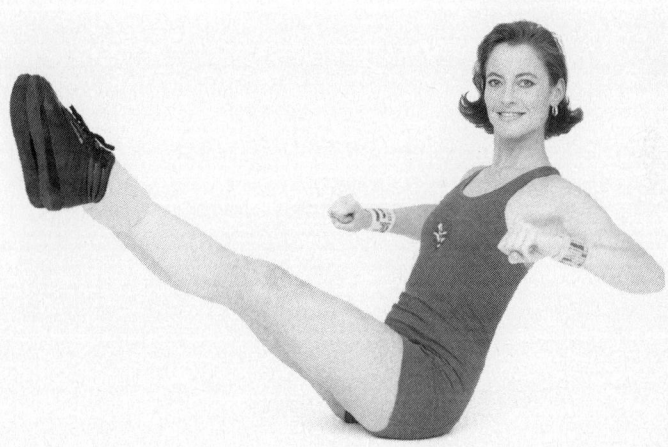

	Stufe 1	Stufe 2
Wdh.	8–10	8–10
Pause	–	15 sec
Wdh.	–	8–10

Heben und senken Sie gleichmäßig das rechte Bein. Halten Sie es für einige Sekunden, bis Sie ein ‹Ziehen› im Po spüren. Der Fuß ist leicht nach außen gedreht. Sie dürfen das Bein nicht am Boden ablegen.

Variation
Das abgehobene Bein im Hüftgelenk nach innen und nach außen drehen.

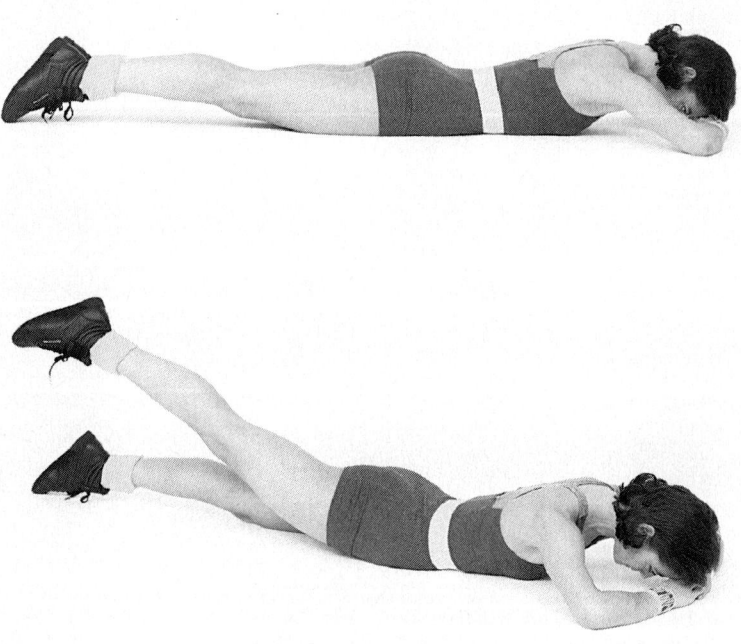

	Stufe 1	Stufe 2
Wdh.	8–10	8–10
Pause	15 sec	15 sec
Wdh.	8–10	8–10
Pause	–	15 sec
Wdh.	–	8–10
Pause	–	15 sec
Wdh.	–	8–10

Beugen Sie das rechte Knie. Heben Sie den Oberschenkel des gebeugten Beins durch intensives Anspannen der Po-Muskulatur vom Boden ab.

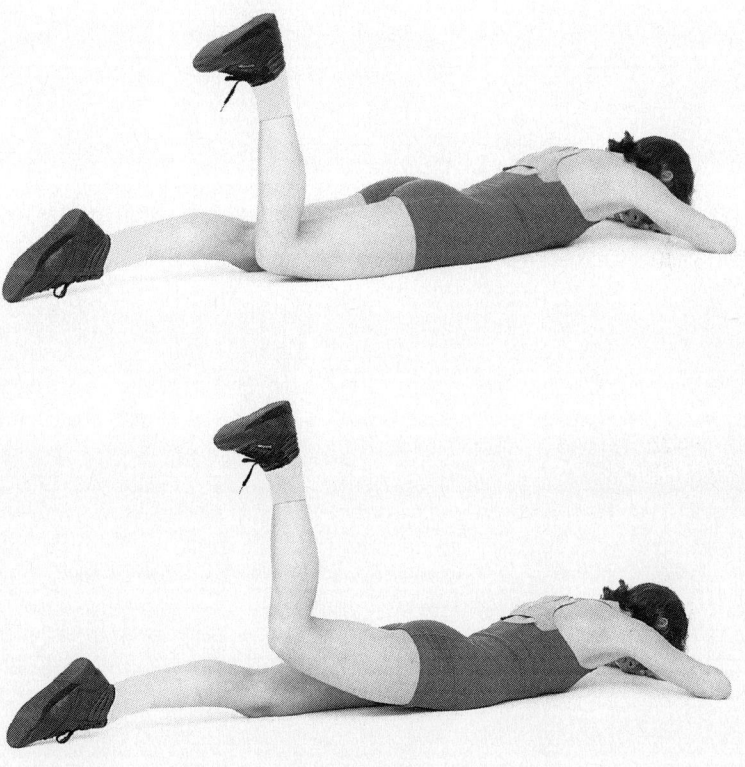

	Stufe 1	Stufe 2
Wdh.	8–10	8–10
Pause	–	15 sec
Wdh.	–	8–10

Beugen Sie die Knie, und heben Sie durch ein intensives
Anspannen der Po-Muskulatur die Oberschenkel vom Boden ab.

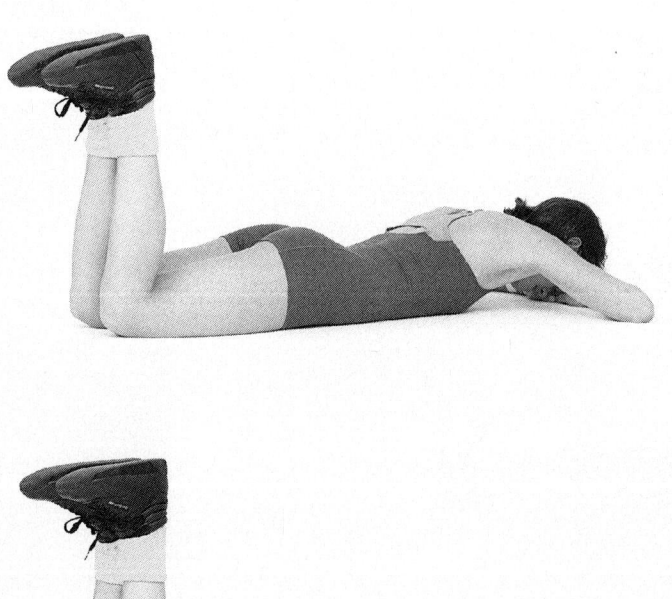

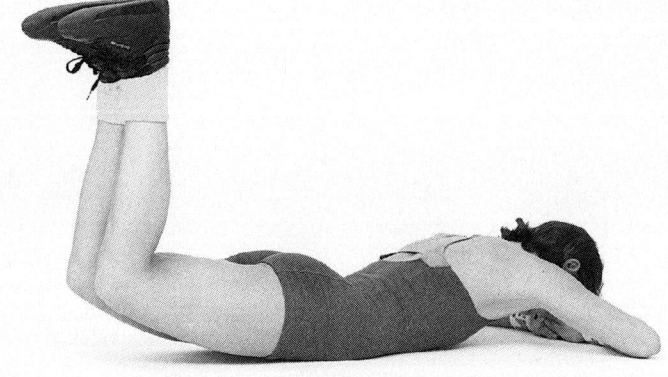

	Stufe 1	Stufe 2
Wdh.	8–10	8–10
Pause	–	15 sec
Wdh.	–	8–10

Spannen Sie die Po-Muskulatur kräftig an, und heben Sie dabei
die beiden gestreckten Beine geringfügig vom Boden ab. Halten Sie
die Endposition, bis Sie ein ‹Ziehen› im Po verspüren.

Variation
Beine mehr nach innen und nach außen gedreht abheben.

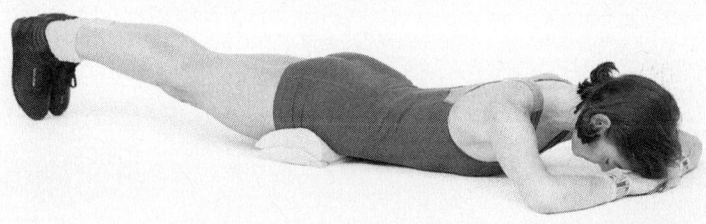

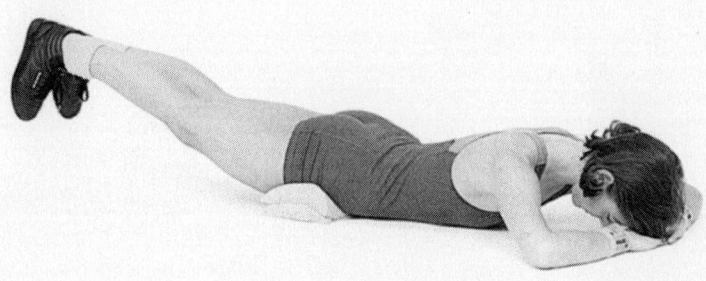

	Stufe 1	Stufe 2
Wdh.	8–10	8–10
Pause	–	15 sec
Wdh.	–	8–10

Strecken Sie aus der Vorbeuge das rechte Bein nach hinten ab.
Achten Sie auf einen stabilen Rücken.

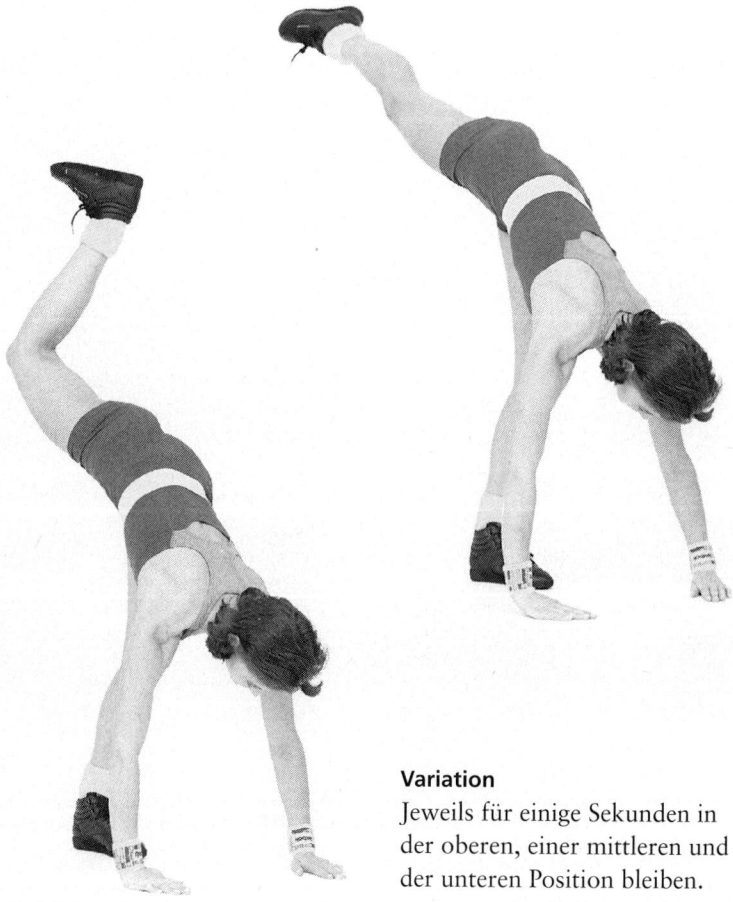

Variation
Jeweils für einige Sekunden in
der oberen, einer mittleren und
der unteren Position bleiben.

	Stufe 1	Stufe 2
Wdh.	8–10	8–10
Pause	–	15 sec
Wdh.	–	8–10

Richten Sie sich aus der Hocke
auf, strecken Sie das rechte Bein
und gehen Sie in einer flüssigen
Bewegung wieder in den
Hockstand.

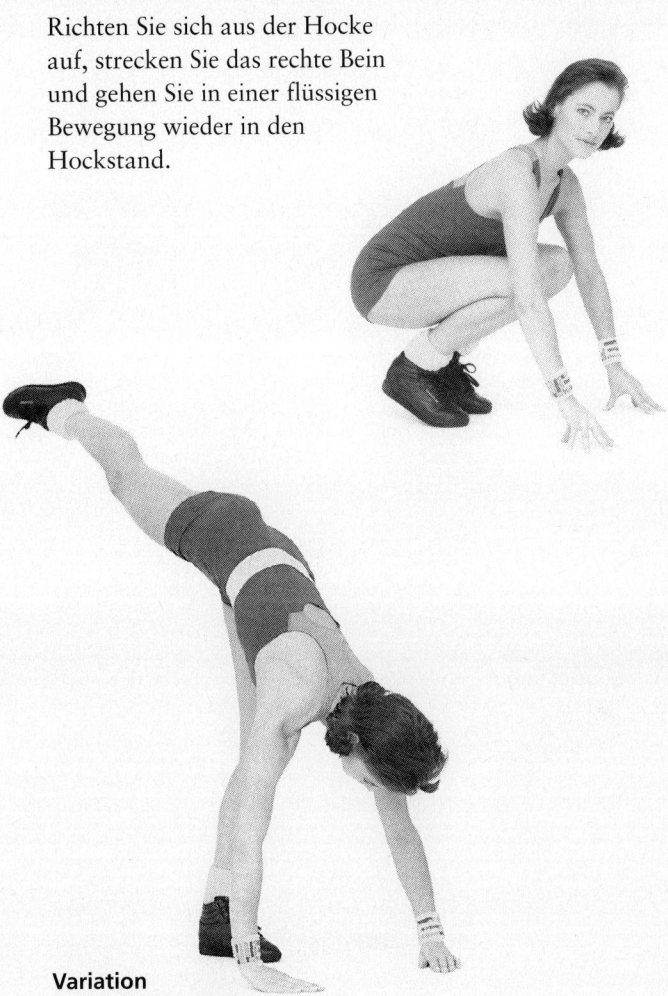

Variation
In der gestreckten und der
gebeugten Beinposition
federn.

	Stufe 1	Stufe 2
Wdh.	8–10	8–10
Pause	–	15 sec
Wdh.	–	8–10

Heben Sie das rechte Bein gestreckt ab. Beugen Sie es anschließend und strecken es wieder. Behalten Sie immer einen geraden Rücken bei; der Oberschenkel des rechten Beins bleibt immer in Verlängerung des Körpers.

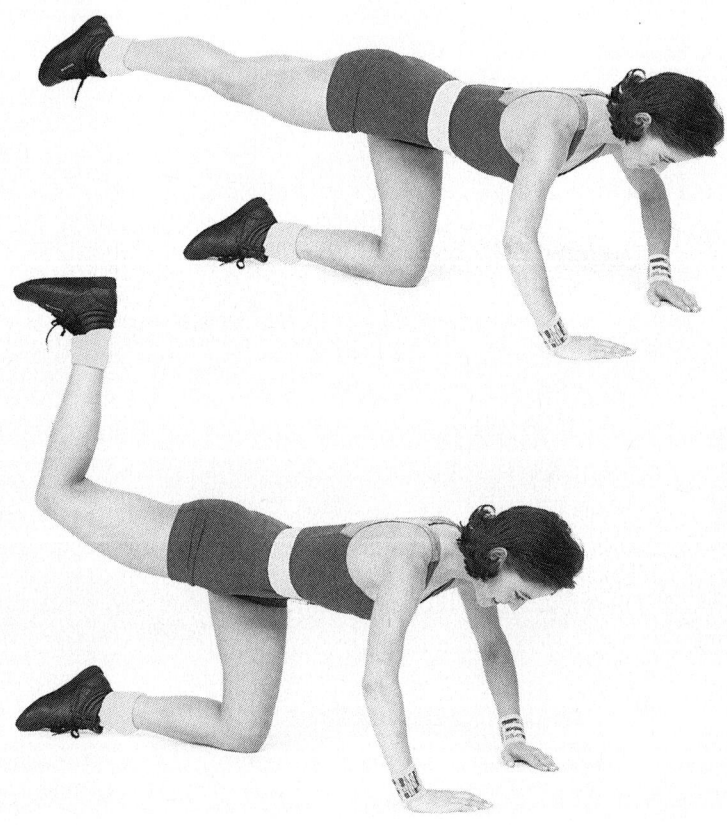

	Stufe 1	Stufe 2
Wdh.	8–10	8–10
Pause	15 sec	15 sec
Wdh.	8–10	8–10
Pause	–	15 sec
Wdh.	–	8–10
Pause	–	15 sec
Wdh.	–	8–10

Variation
In der gestreckten und der gebeugten Beinposition federn.

Spreizen Sie das gestreckte Bein nach oben ab. Die Fußspitze zeigt nach vorne. Nun beugen und strecken Sie das Kniegelenk.

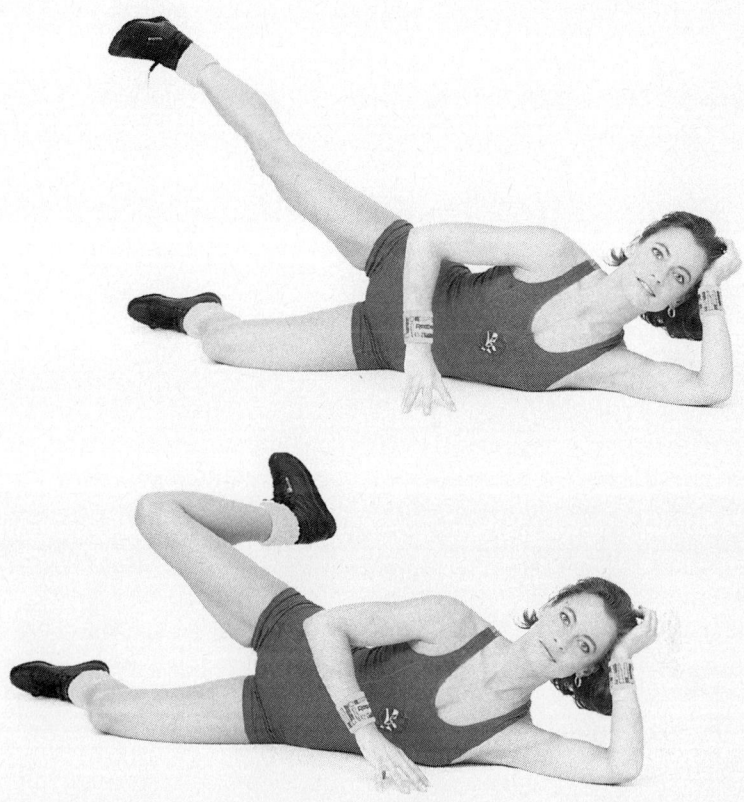

Variation
In gestreckter und angewinkelter Position einige Male federn.

	Stufe 1	Stufe 2
Wdh.	8–10	8–10
Pause	15 sec	15 sec
Wdh.	8–10	8–10
Pause	–	15 sec
Wdh.	–	8–10
Pause	–	15 sec
Wdh.	–	8–10

Ziehen Sie aus der Ausgangsposition das Knie vor den Körper.
Anschließend führen Sie das Bein
wieder in die gestreckte Position
zurück.

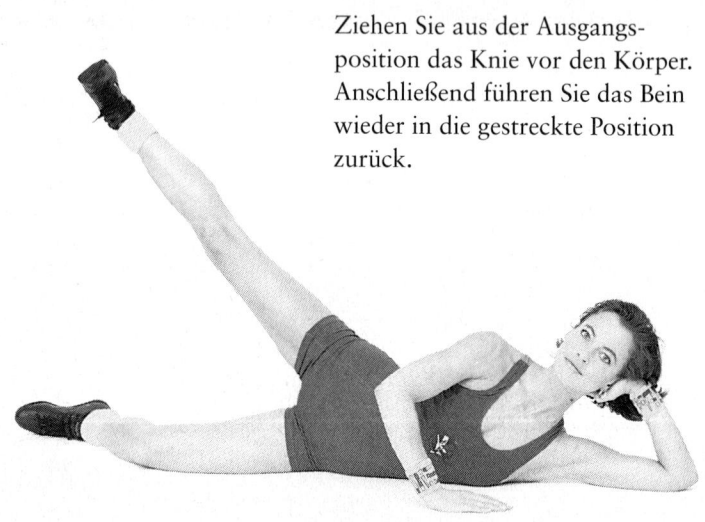

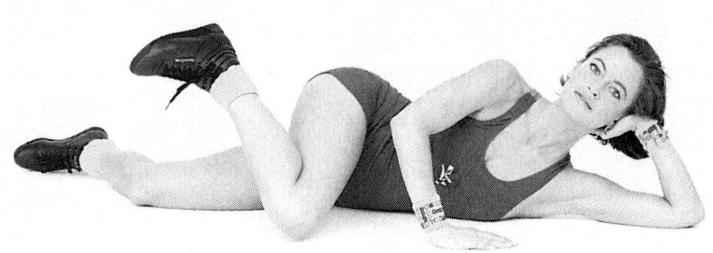

	Stufe 1	Stufe 2
Wdh.	8–10	8–10
Pause	15 sec	15 sec
Wdh.	8–10	8–10
Pause	–	15 sec
Wdh.	–	8–10
Pause	–	15 sec
Wdh.	–	8–10

Hintere Oberschenkel- und Po-Region, speziell die Außenseite

Führen Sie das gebeugte rechte Bein nach außen-oben und halten es kurz in dieser Position. Achten Sie darauf, daß das Becken immer parallel zum Boden bleibt und nicht seitlich wegkippt.

Variationen
– In der abgespreizten Position federn.
– Jeweils für einige Sekunden in der oberen, einer mittleren und der unteren Position bleiben.

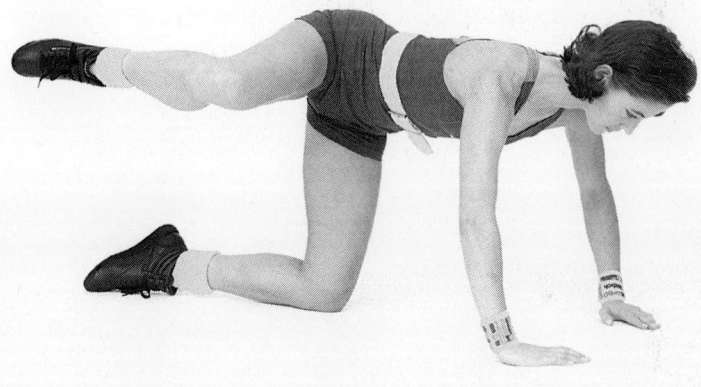

	Stufe 1	Stufe 2
Wdh.	8–10	8–10
Pause	15 sec	15 sec
Wdh.	8–10	8–10
Pause	–	15 sec
Wdh.	–	8–10
Pause	–	15 sec
Wdh.	–	8–10

Heben Sie das rechte Bein in Verlängerung des Körpers
gestreckt an. Nun führen Sie das Knie am Körper vorbei zur
Schulter und wieder zurück.

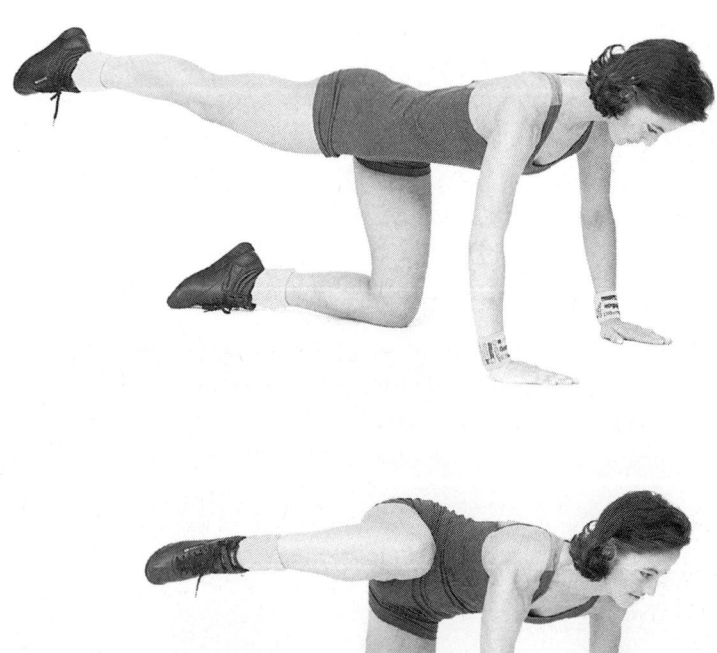

	Stufe 1	Stufe 2
Wdh.	8–10	8–10
Pause	15 sec	15 sec
Wdh.	8–10	8–10
Pause	–	15 sec
Wdh.	–	8–10
Pause	–	15 sec
Wdh.	–	8–10

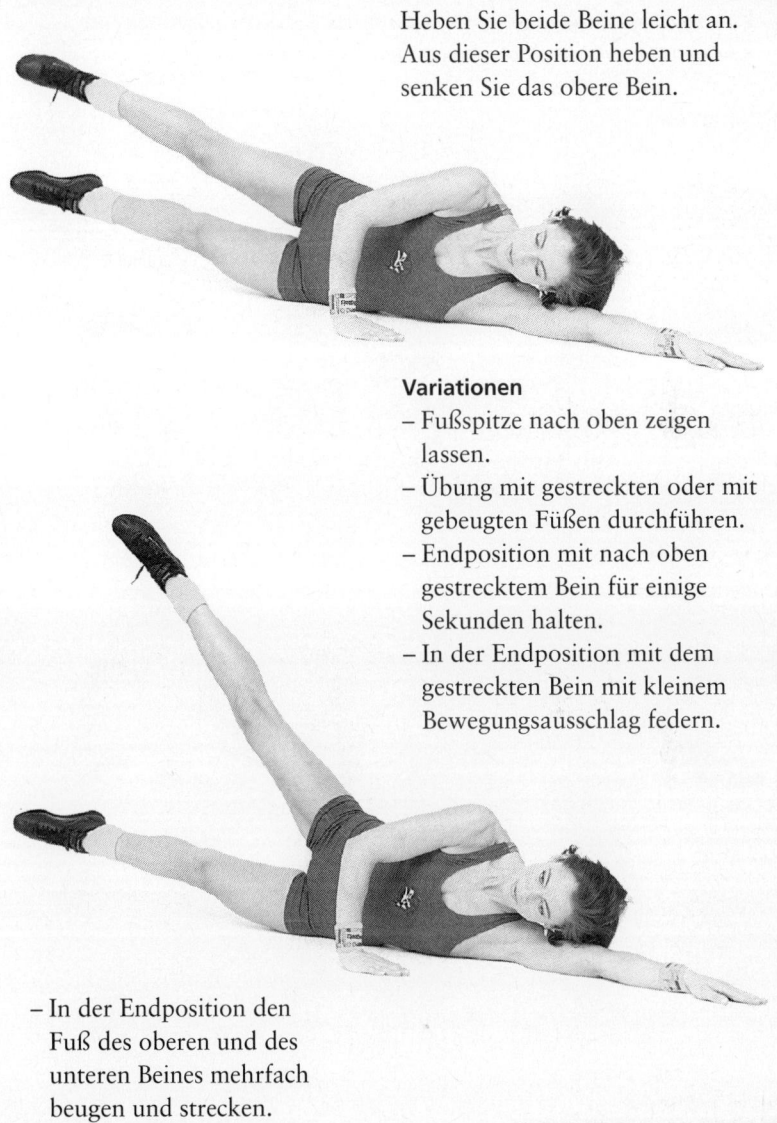

Heben Sie beide Beine leicht an. Aus dieser Position heben und senken Sie das obere Bein.

Variationen

– Fußspitze nach oben zeigen lassen.
– Übung mit gestreckten oder mit gebeugten Füßen durchführen.
– Endposition mit nach oben gestrecktem Bein für einige Sekunden halten.
– In der Endposition mit dem gestreckten Bein mit kleinem Bewegungsausschlag federn.

– In der Endposition den Fuß des oberen und des unteren Beines mehrfach beugen und strecken.

	Stufe 1	Stufe 2
Wdh.	8–10	8–10
Pause	–	15 sec
Wdh.	–	8–10

Führen Sie das leicht abgehobene und gestreckte obere Bein mit einer leichten Innendrehung vor den Körper und zurück.

Variation

Mit dem oberen Bein in der Endstellung (Foto unten) auf- und abfedern.

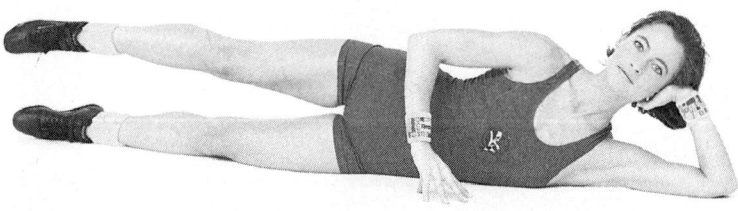

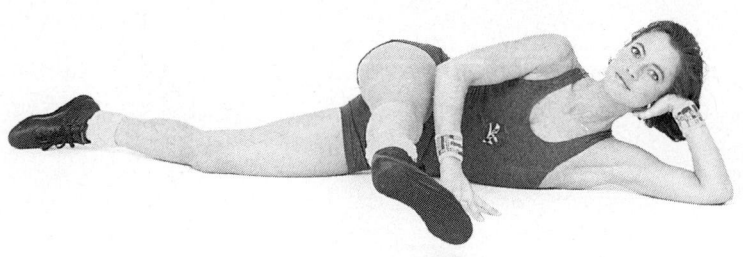

	Stufe 1	Stufe 2
Wdh.	8–10	8–10
Pause	15 sec	15 sec
Wdh.	8–10	8–10
Pause	–	15 sec
Wdh.	–	8–10
Pause	–	15 sec
Wdh.	–	8–10

Schlagen Sie die gestreckten Beine übereinander, und drücken
Sie die Füße fest gegeneinander.

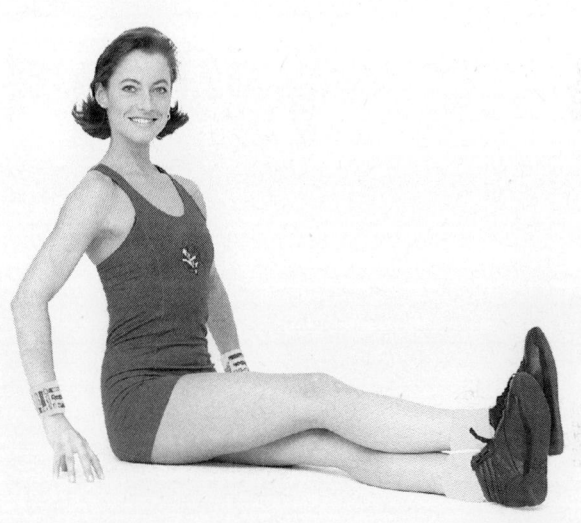

	Stufe 1	Stufe 2
Wdh.	8–10	8–10
Pause	15 sec	15 sec
Wdh.	8–10	8–10
Pause	–	15 sec
Wdh.	–	8–10

Heben Sie mit angezogenen Fußspitzen das obere Bein geringfügig ab. Führen Sie es in verschiedenen Winkeln nach vorne und lassen Sie das untere Bein parallel mitgehen.

Variation

Abspreizwinkel des oberen Beines verändern. Das obere Bein bei fixierter Hüfte maximal nach hinten strecken.

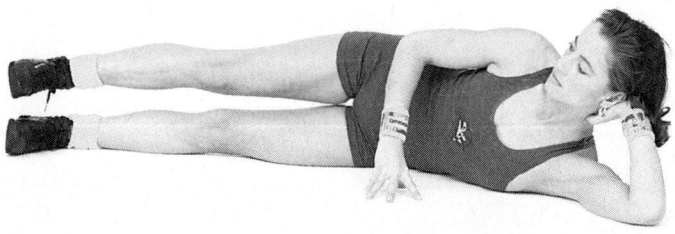

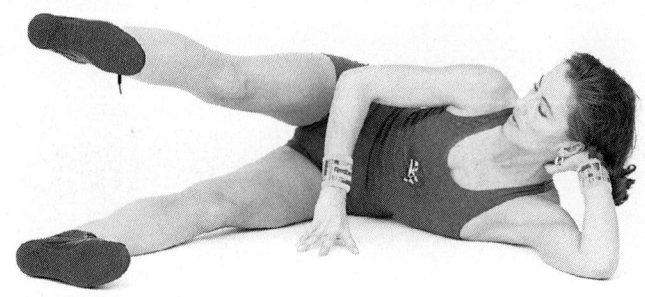

	Stufe 1	Stufe 2
Wdh.	8–10	8–10
Pause	15 sec	15 sec
Wdh.	8–10	8–10
Pause	–	15 sec
Wdh.	–	8–10
Pause	–	15 sec
Wdh.	–	8–10

Heben Sie das obere Bein in leicht gebeugter Stellung ab und drehen es in dieser Position im Hüftgelenk nach innen und nach außen.

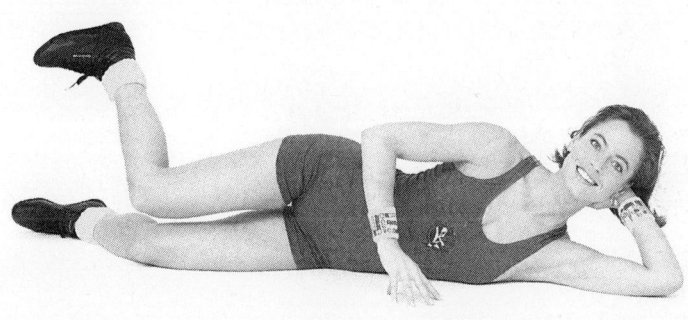

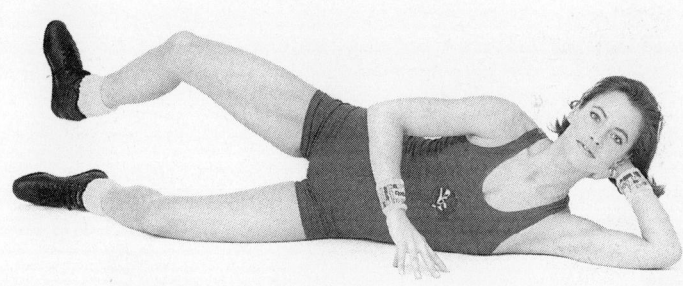

	Stufe 1	Stufe 2
Wdh.	8–10	8–10
Pause	15 sec	15 sec
Wdh.	8–10	8–10
Pause	–	15 sec
Wdh.	–	8–10
Pause	–	15 sec
Wdh.	–	8–10

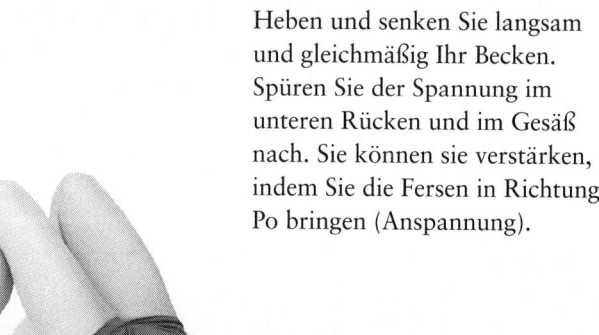

Heben und senken Sie langsam und gleichmäßig Ihr Becken. Spüren Sie der Spannung im unteren Rücken und im Gesäß nach. Sie können sie verstärken, indem Sie die Fersen in Richtung Po bringen (Anspannung).

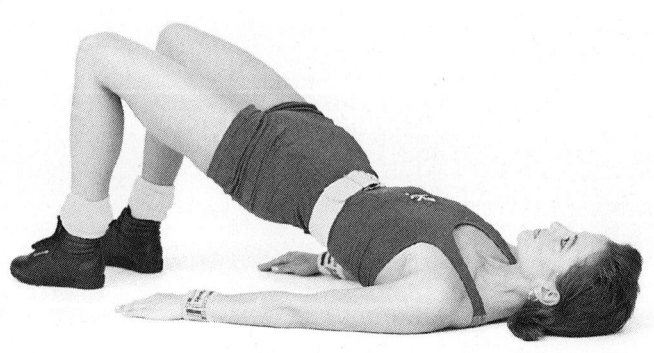

	Stufe 1	Stufe 2
Wdh.	8 – 10	8 – 10
Pause	–	15 sec
Wdh.	–	8 – 10

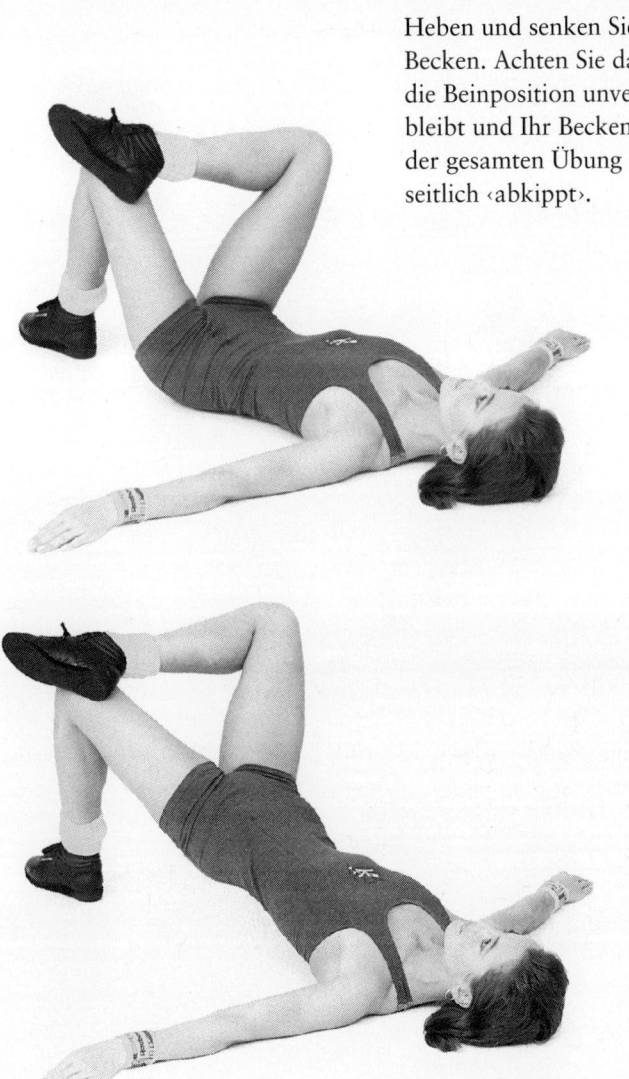

Heben und senken Sie Ihr Becken. Achten Sie darauf, daß die Beinposition unverändert bleibt und Ihr Becken während der gesamten Übung nicht seitlich ‹abkippt›.

	Stufe 1	Stufe 2
Wdh.	8–10	8–10
Pause	–	15 sec
Wdh.	–	8–10

Versuchen Sie, mit den Händen die Oberschenkel nach
außen zu drücken, und halten Sie mit den Oberschenkeln
dagegen.

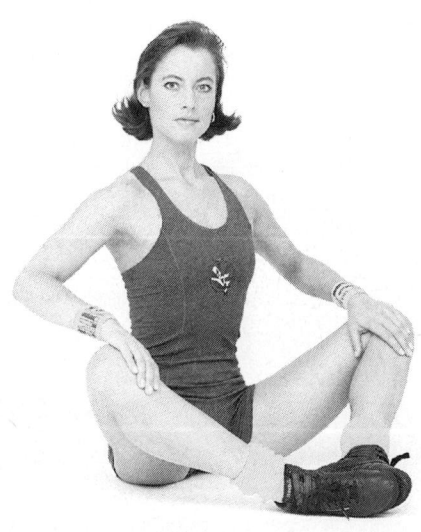

	Stufe 1	Stufe 2
Wdh.	8–10	8–10
Pause	15 sec	15 sec
Wdh.	8–10	8–10
Pause	–	15 sec
Wdh.	–	8–10

Aus der Ausgangsposition
spreizen Sie die Beine maximal
und führen sie wieder zurück.
Achten Sie darauf, daß die Hüft-
beugung und die Beinstreckung
erhalten bleiben; weichen Sie
der Bewegung nicht aus.

Variation
Jeweils nur ein Bein
abspreizen.

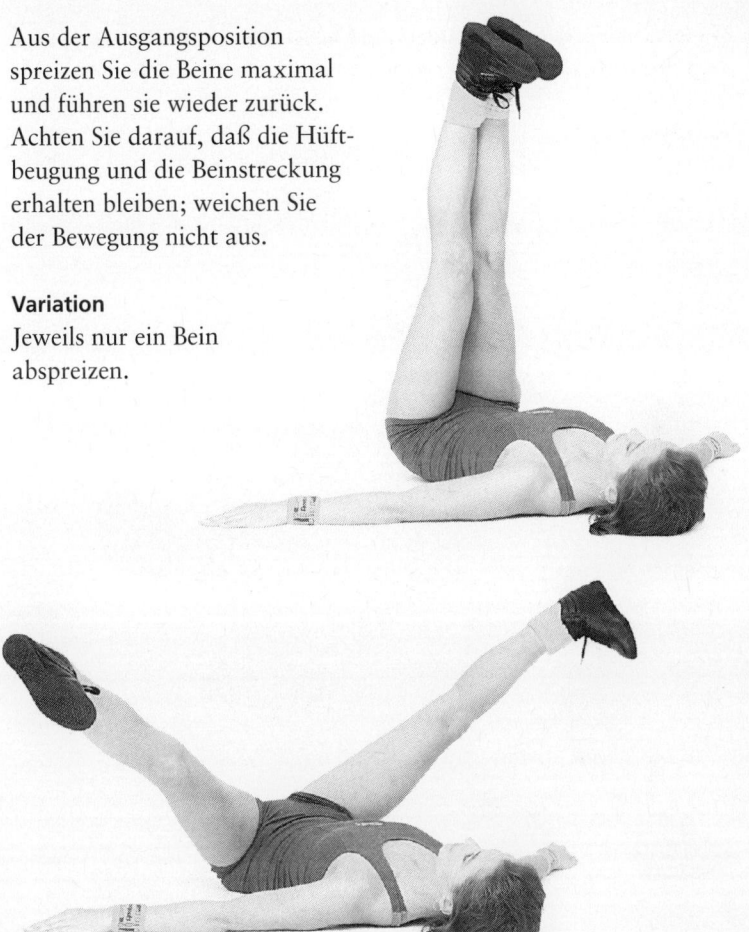

	Stufe 1	Stufe 2
Wdh.	8–10	8–10
Pause	15 sec	15 sec
Wdh.	8–10	8–10
Pause	–	15 sec
Wdh.	–	8–10
Pause	–	15 sec
Wdh.	–	8–10

Bringen Sie die Knie zusammen, und heben Sie das Becken so weit wie möglich an. Spüren Sie der Spannung im Gesäß nach.

Variation

Für einige Sekunden in der Endposition bleiben. In der Endposition einige Male federn.

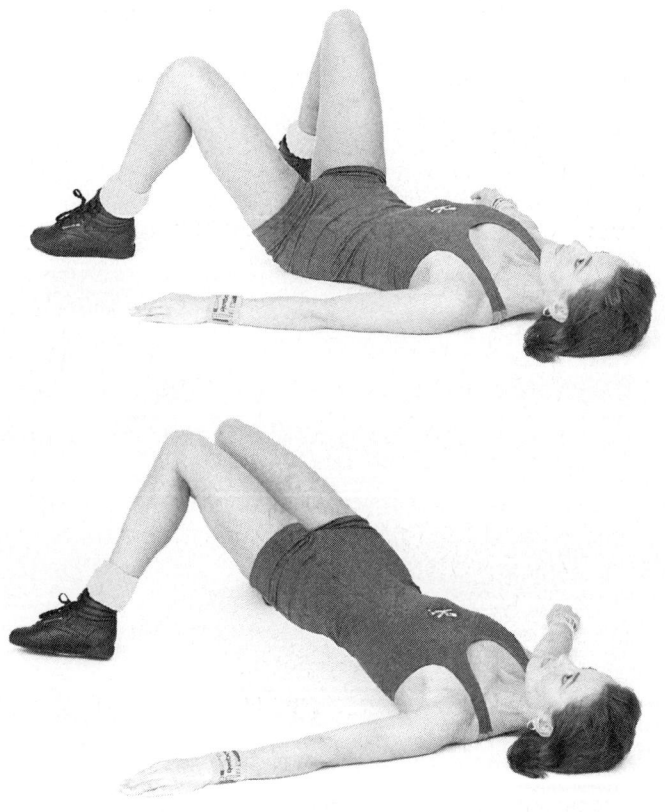

	Stufe 1	Stufe 2
Wdh.	8–10	8–10
Pause	–	15 sec
Wdh.	–	8–10

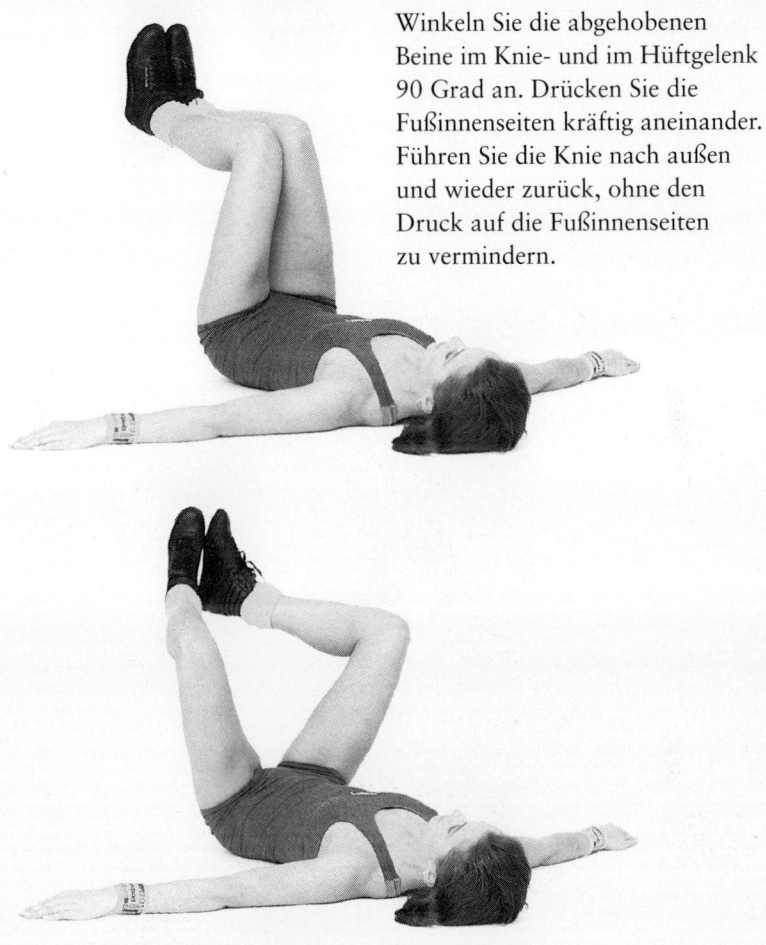

Winkeln Sie die abgehobenen
Beine im Knie- und im Hüftgelenk
90 Grad an. Drücken Sie die
Fußinnenseiten kräftig aneinander.
Führen Sie die Knie nach außen
und wieder zurück, ohne den
Druck auf die Fußinnenseiten
zu vermindern.

	Stufe 1	Stufe 2
Wdh.	8–10	8–10
Pause	15 sec	15 sec
Wdh.	8–10	8–10
Pause	–	15 sec
Wdh.	–	8–10
Pause	–	15 sec
Wdh.	–	8–10

Pressen Sie die Fußinnen-
seiten bei leicht
angewinkelten Kniegelenken
aneinander. Nun beugen
und strecken Sie die Beine,
wobei Sie während der
Bewegung die Kniegelenke
auseinander- und während
der Streckung wieder
zusammenführen.

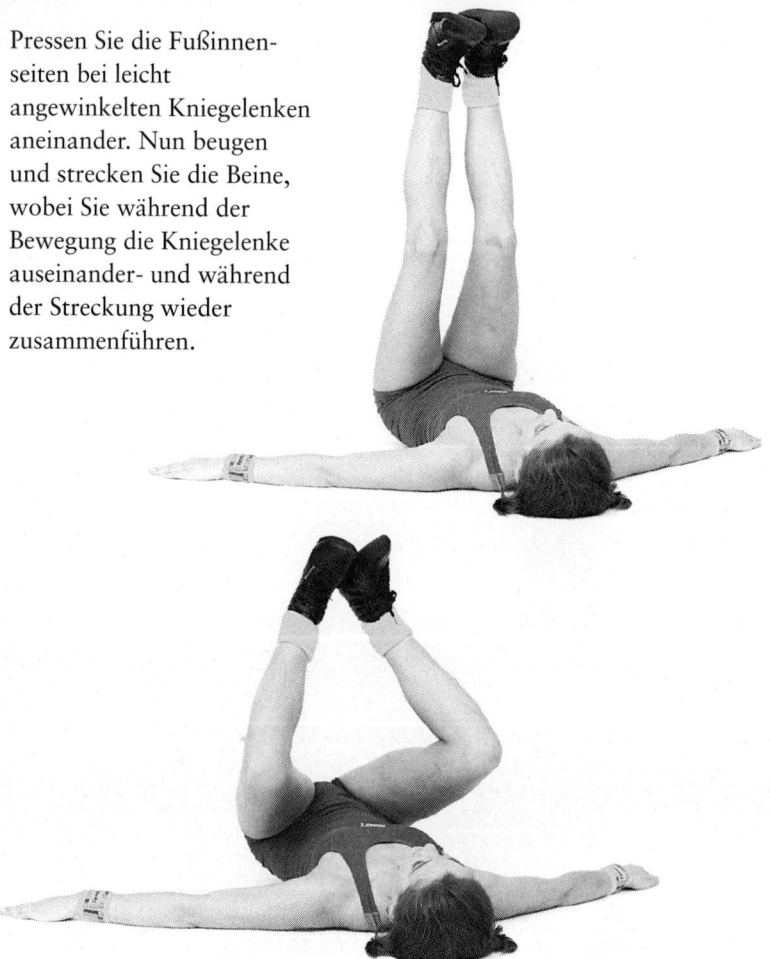

	Stufe 1	Stufe 2
Wdh.	8–10	8–10
Pause	15 sec	15 sec
Wdh.	8–10	8–10
Pause	–	15 sec
Wdh.	–	8–10
Pause	–	15 sec
Wdh.	–	8–10

Heben Sie das rechte Bein und
führen es mit einer Außendrehung
im Hüftgelenk nach außen, anschließend mit einer leichten
Innendrehung zur Körpermitte.

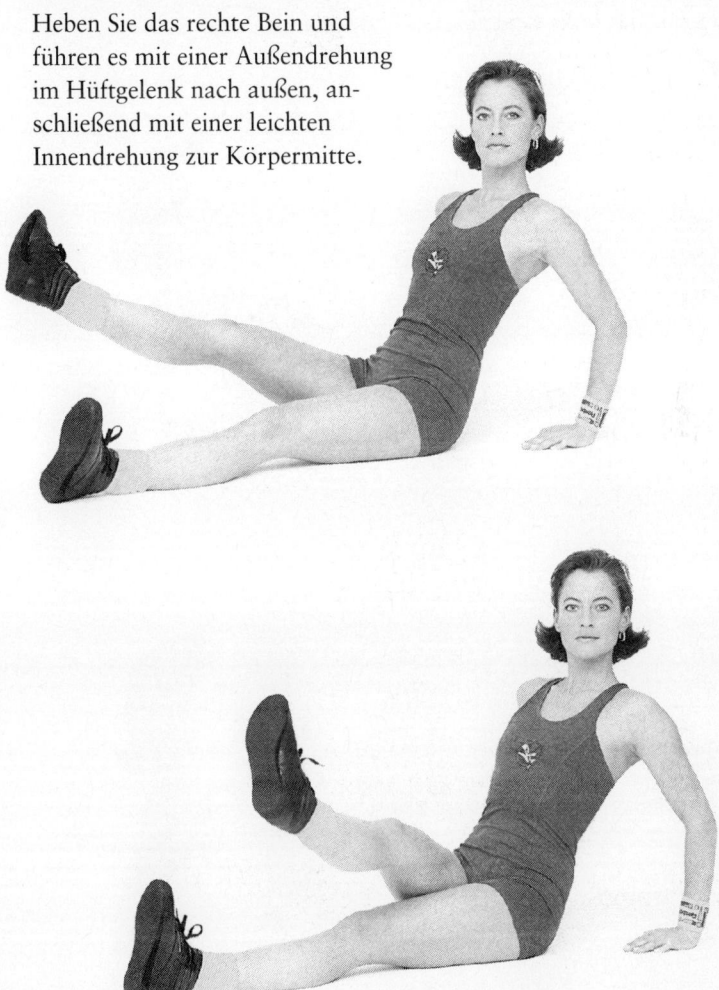

	Stufe 1	Stufe 2
Wdh.	8–10	8–10
Pause	–	15 sec
Wdh.	–	8–10

Heben Sie das linke Bein gestreckt und mit zum Körper angezogener Fußspitze ab und führen es nach seitlich-oben und wieder zurück.

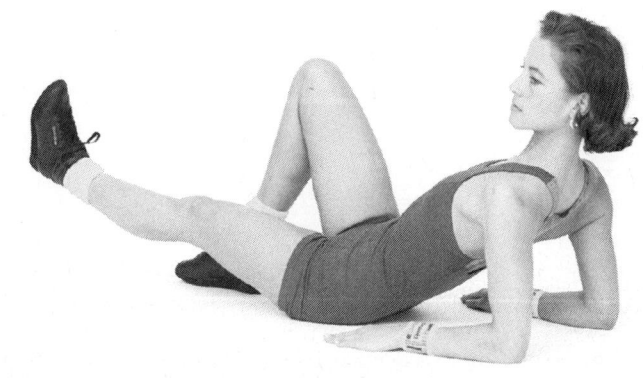

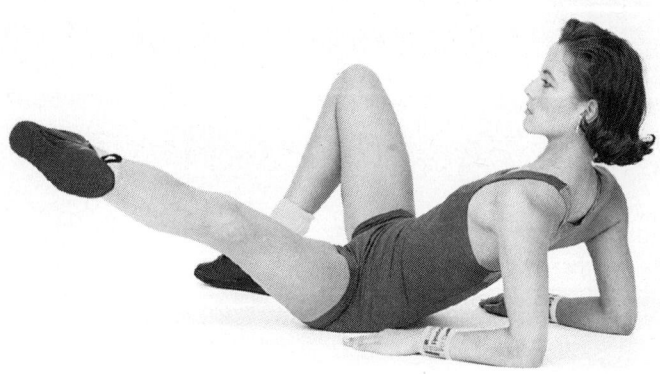

	Stufe 1	Stufe 2
Wdh.	8–10	8–10
Pause	–	15 sec
Wdh.	–	8–10

Legen Sie das obere gestreckte Bein gebeugt vor Ihrem Körper ab. Heben und senken Sie das untere gestreckte Bein gleichmäßig.

Variationen
– Mit dem unteren Bein in abgehobener Stellung auf- und abfedern.
– Mit dem unteren Bein jeweils für einige Sekunden in der oberen, einer mittleren und der unteren Position bleiben.

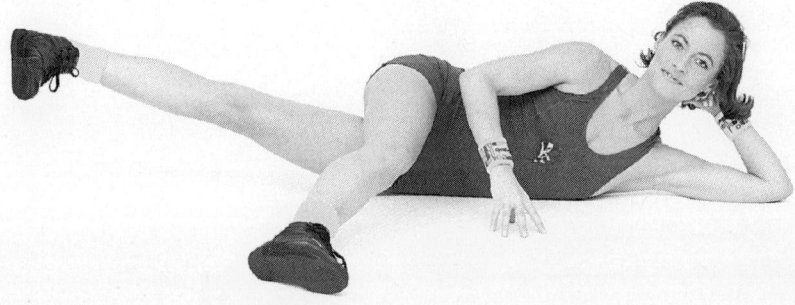

	Stufe 1	Stufe 2
Wdh.	8–10	8–10
Pause	15 sec	15 sec
Wdh.	8–10	8–10
Pause	–	15 sec
Wdh.	–	8–10
Pause	–	15 sec
Wdh.	–	8–10

Führen Sie die gestreckten Beine wechselnd über Kreuz.

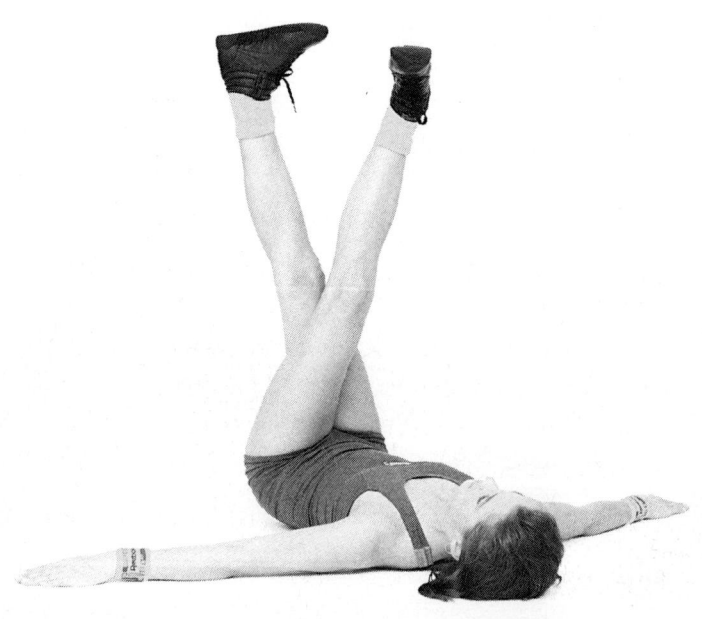

	Stufe 1	Stufe 2
Wdh.	8–10	8–10
Pause	15 sec	15 sec
Wdh.	8–10	8–10
Pause	–	15 sec
Wdh.	–	8–10
Pause	–	15 sec
Wdh.	–	8–10

Drehen Sie das rechte Bein nach außen,
heben Sie es ab und senken es wieder.

Variation
Mit dem abgehobenen Bein
federn.

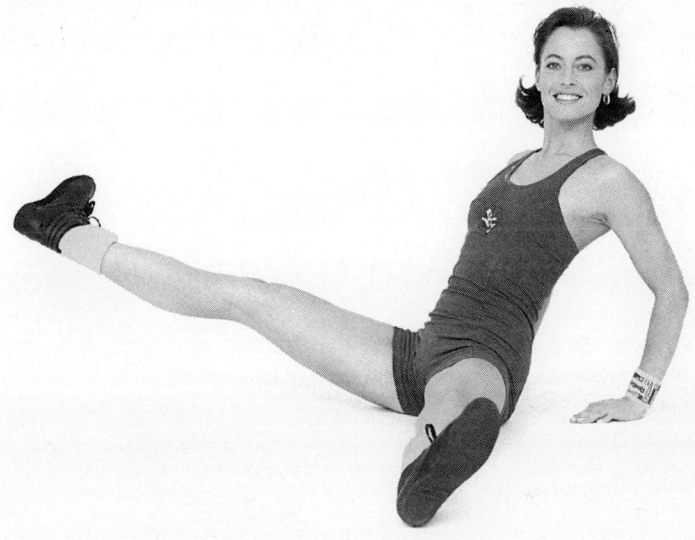

	Stufe 1	Stufe 2
Wdh.	8–10	8–10
Pause	–	15 sec
Wdh.	–	8–10
Pause	–	15 sec
Wdh.	–	8–10

Beugen Sie die Beine in den
Hüft- und Kniegelenken.
Drehen Sie die Hüfte nach
rechts und links.

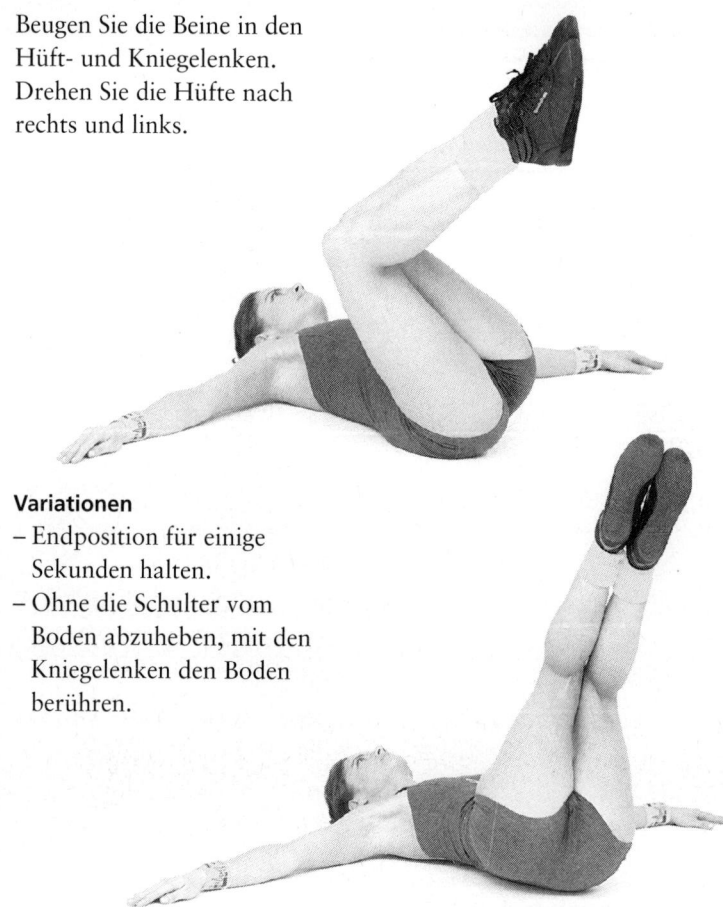

Variationen
– Endposition für einige
  Sekunden halten.
– Ohne die Schulter vom
  Boden abzuheben, mit den
  Kniegelenken den Boden
  berühren.

	Stufe 1	Stufe 2
Wdh.	8–10	8–10
Pause	15 sec	15 sec
Wdh.	8–10	8–10
Pause	–	15 sec
Wdh.	–	8–10
Pause	–	15 sec
Wdh.	–	8–10

Verlagern Sie Ihr Gewicht auf einen
Arm und heben den gesamten Körper
an, während Sie den rechten Arm
maximal nach oben strecken. Halten
Sie die Körperspannung!

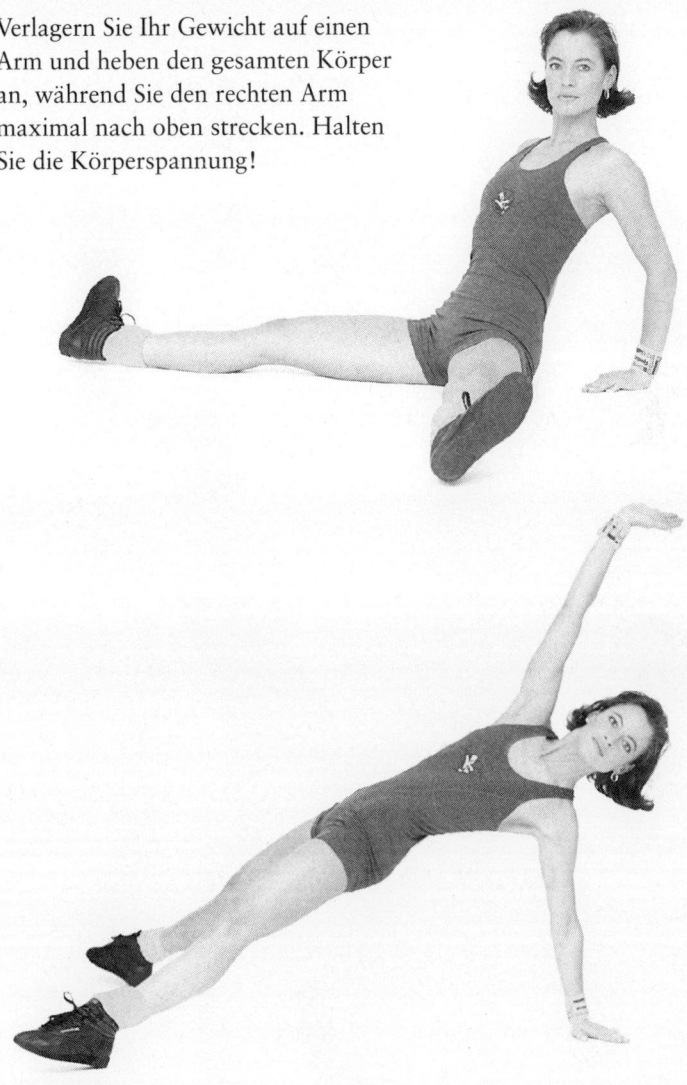

	Stufe 1	Stufe 2
Wdh.	8–10	8–10
Pause	–	15 sec
Wdh.	–	8–10

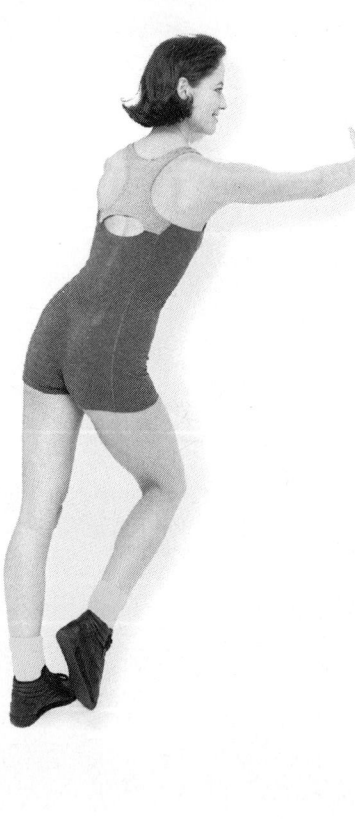

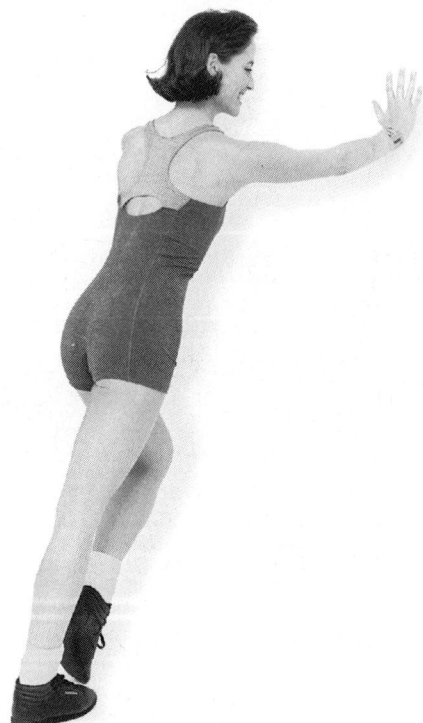

Stützen Sie mit den Händen an einer Wand ab. Heben Sie jeweils ein Bein und drücken das andere durch, so daß die Ferse fest auf dem Boden steht.

	Stufe 1	Stufe 2
Wdh.	8–10	8–10
Pause	15 sec	15 sec
Wdh.	8–10	8–10
Pause	–	15 sec
Wdh.	–	8–10
Pause	–	15 sec
Wdh.	–	8–10

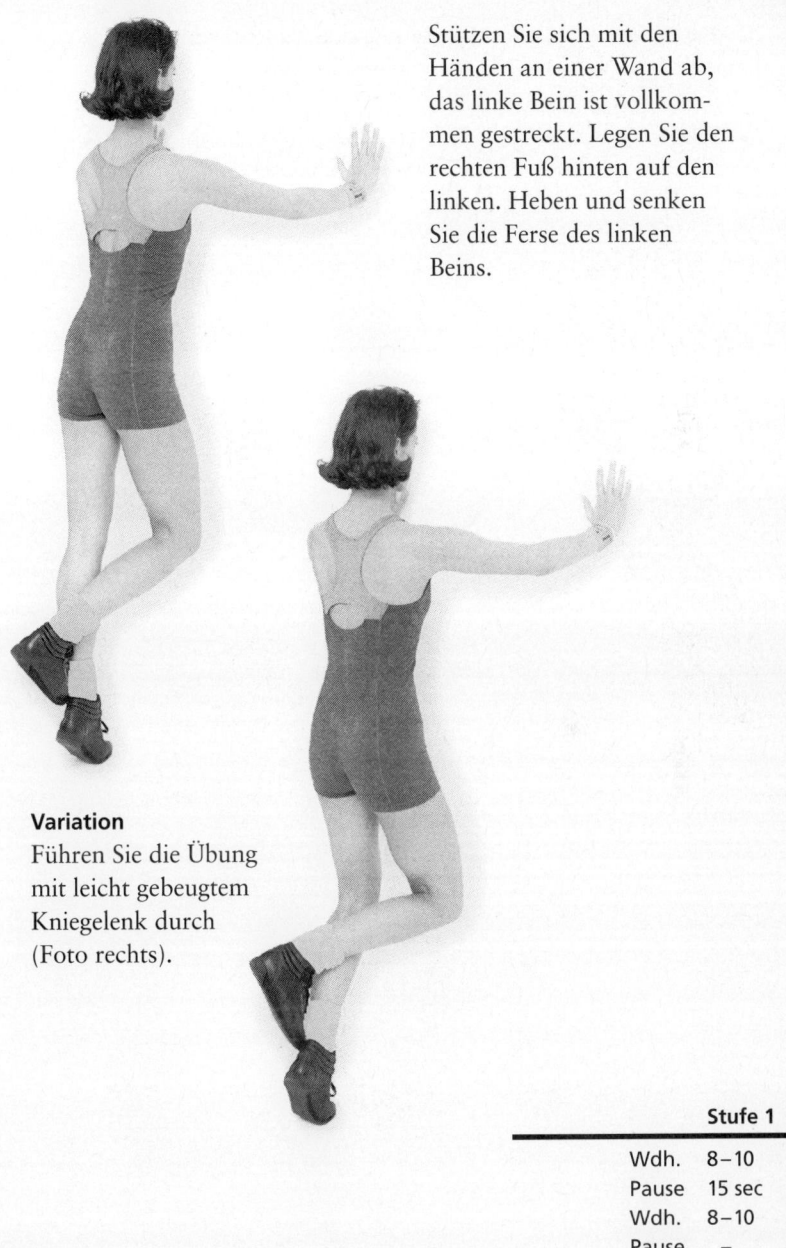

Stützen Sie sich mit den Händen an einer Wand ab, das linke Bein ist vollkommen gestreckt. Legen Sie den rechten Fuß hinten auf den linken. Heben und senken Sie die Ferse des linken Beins.

Variation
Führen Sie die Übung mit leicht gebeugtem Kniegelenk durch (Foto rechts).

	Stufe 1	Stufe 2
Wdh.	8–10	8–10
Pause	15 sec	15 sec
Wdh.	8–10	8–10
Pause	–	15 sec
Wdh.	–	8–10
Pause	–	15 sec
Wdh.	–	8–10

Ziehen Sie eine Fußspitze langsam und gleichmäßig maximal zum Körper, während Sie den anderen Fuß senken.

Variation
Den Fuß in der Endposition für einige Sekunden halten.

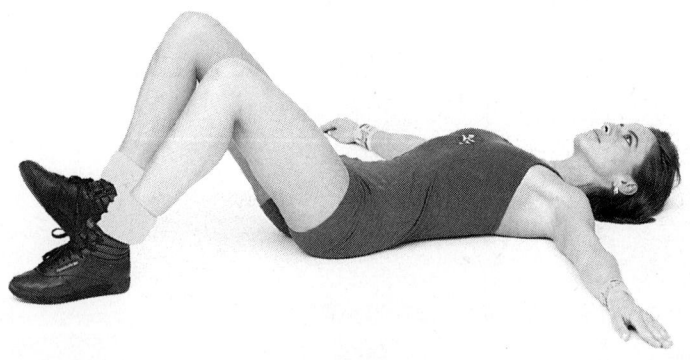

	Stufe 1	Stufe 2
Wdh.	8–10	8–10
Pause	–	15 sec
Wdh.	–	8–10

Heben Sie Ihr Gesäß an, bis der Rumpf eine Linie bildet. In dieser Position gehen Sie im Wechsel auf die Fußspitzen und auf die Fersen.

Variation
Endposition jeweils für einige Sekunden halten.

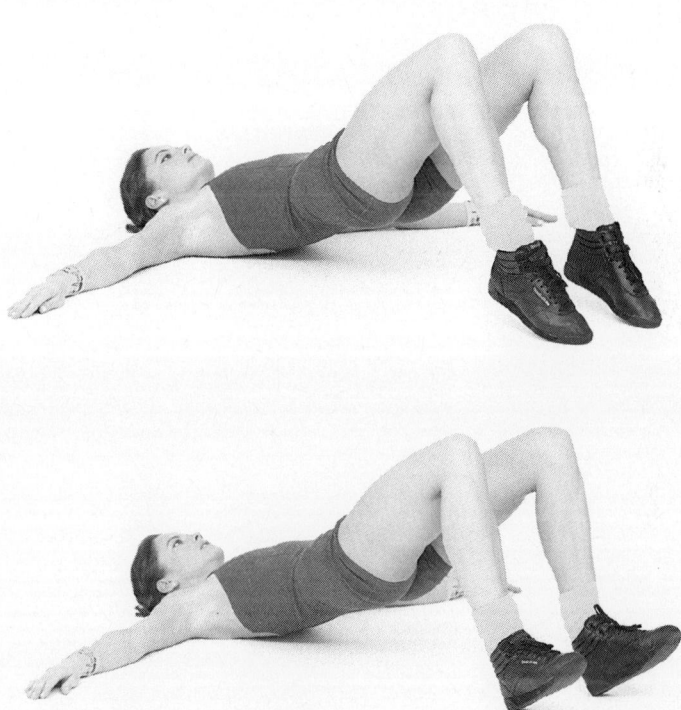

	Stufe 1	Stufe 2
Wdh.	8–10	8–10
Pause	–	15 sec
Wdh.	–	8–10
Pause	–	15 sec
Wdh.	–	8–10

Der Bodytrainer
für Bauch, Taille, Hüfte

Lesen Sie zuerst die Übungsbeschreibungen intensiv durch, schauen Sie die Bilder an, und üben Sie erst dann aktiv.

Zu jeder Übung finden Sie unten auf der Seite die Angaben zu den Belastungen. Sind Sie Anfänger, sollten Sie sich an der Stufe 1 orientieren, wenn Sie schon fortgeschritten sind, an der Stufe 2.

Die Bauch- und Rückenmuskulatur ist in erster Linie für die Haltung zuständig. Darum muß sie trainiert werden. Üben Sie langsam und gleichmäßig. Einige Übungen sind besonders für den Rücken wichtig. Sie wurden mit in das Bodytrainer-Programm für Bauch, Taille und Hüfte aufgenommen, um ein einseitiges Üben auszuschließen und das Programm zu harmonisieren. Benutzen Sie für die Übungen eine weiche Unterlage.

Rollen Sie Ihren Oberkörper unter maximaler Bauchspannung leicht ein. Wenn Sie noch nicht so weit fortgeschritten sind, können Sie auch eine Hand in den Nacken legen.

Variationen
– Endposition für einige Sekunden halten.
– Jeweils für einige Sekunden in der oberen, einer mittleren und der unteren Position bleiben.

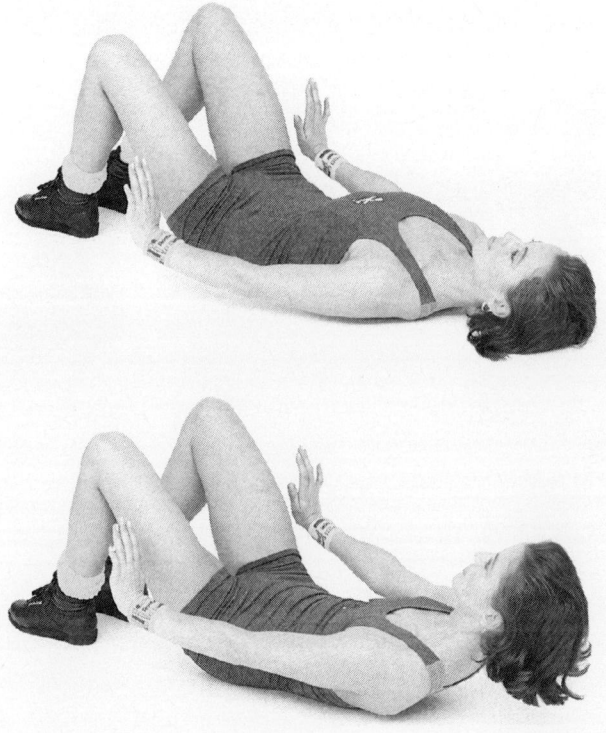

	Stufe 1	Stufe 2
Wdh.	8–10	8–10
Pause	–	15 sec
Wdh.	–	8–10

Heben Sie die Schultern etwas an und ‹ziehen› das Kinn nach oben. Bei dieser Übung sollten Sie möglichst kleine Bewegungen machen.

Variationen
– Das Kinn in Richtung der Kniegelenke ziehen.
– Endposition für einige Sekunden halten.

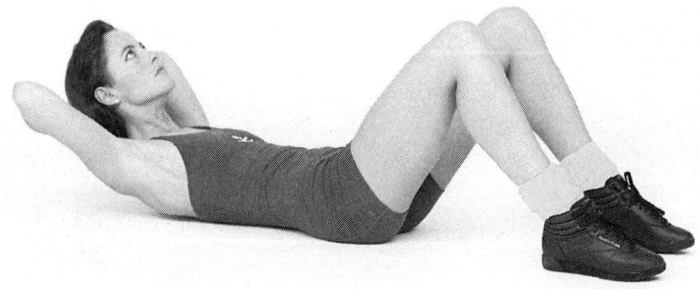

	Stufe 1	Stufe 2
Wdh.	8–10	8–10
Pause	–	15 sec
Wdh.	–	8–10

Schieben Sie ein Kissen unter die Lendenwirbelsäule. Beugen Sie die Arme. Die Hände berühren die Ohren. Heben Sie Kopf und Oberkörper gestreckt nach vorn-oben. Zur Erleichterung können Sie die Arme nach vorne strecken.

Variationen
– Für einige Sekunden in der Endposition bleiben.
– Übung mit einrollender Bewegung ausführen.
– Jeweils für einige Sekunden in der oberen, einer mittleren und der unteren Position bleiben.

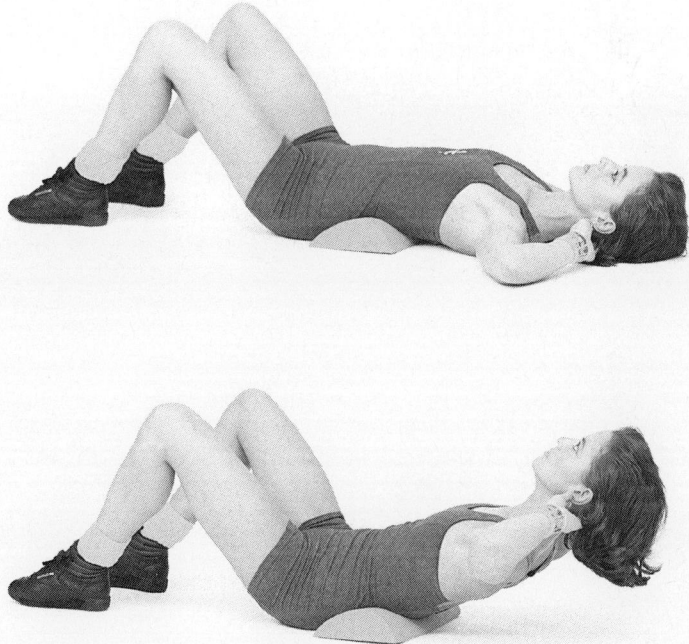

	Stufe 1	Stufe 2
Wdh.	8–10	8–10
Pause	–	15 sec
Wdh.	–	8–10

Strecken Sie die Arme und überkreuzen Sie sie über dem Kopf. Heben Sie Ihren Oberkörper leicht an.

Variationen
– Endposition für einige Sekunden halten.
– Jeweils für einige Sekunden in der oberen, einer mittleren und der unteren Position bleiben.

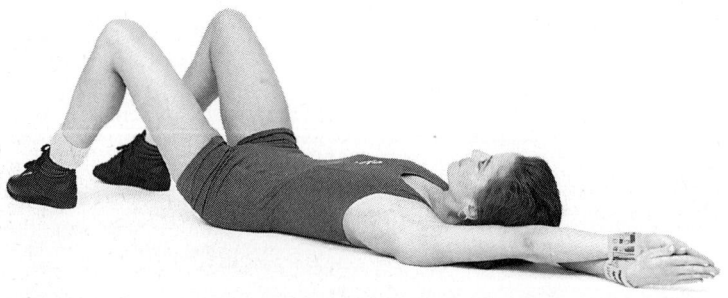

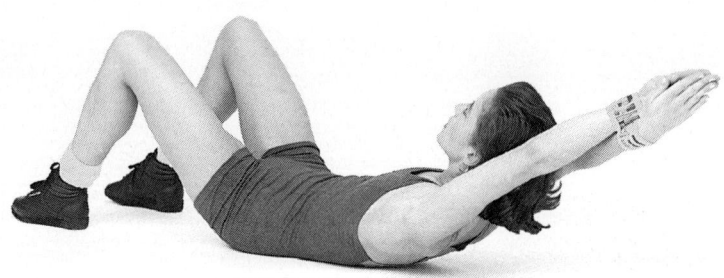

	Stufe 1	Stufe 2
Wdh.	8–10	8–10
Pause	–	15 sec
Wdh.	–	8–10

Stützen Sie den Kopf mit den Händen, und heben Sie den gestreckten Oberkörper ab.

Variationen
– Endposition für einige Sekunden halten.
– Übung mit einer einrollenden Bewegung ausführen.
– Füße bis kurz über Boden senken und mit einer einrollenden
  Bewegung den Kopf leicht anheben.

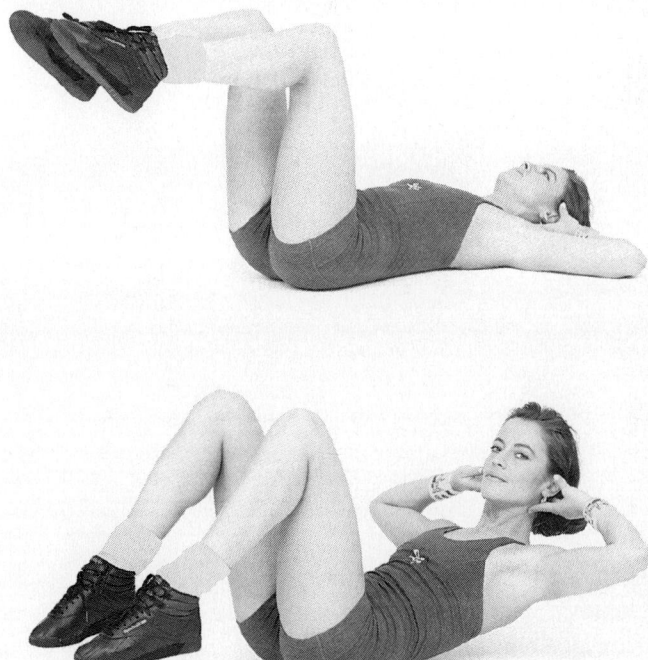

	Stufe 1	Stufe 2
Wdh.	8–10	8–10
Pause	–	15 sec
Wdh.	–	8–10

Strecken Sie die Arme nach vorn und das linke Bein nach oben. Heben Sie das rechte Bein etwas vom Boden, und führen Sie die Arme mit einer Rumpfbeugung nach vorne.

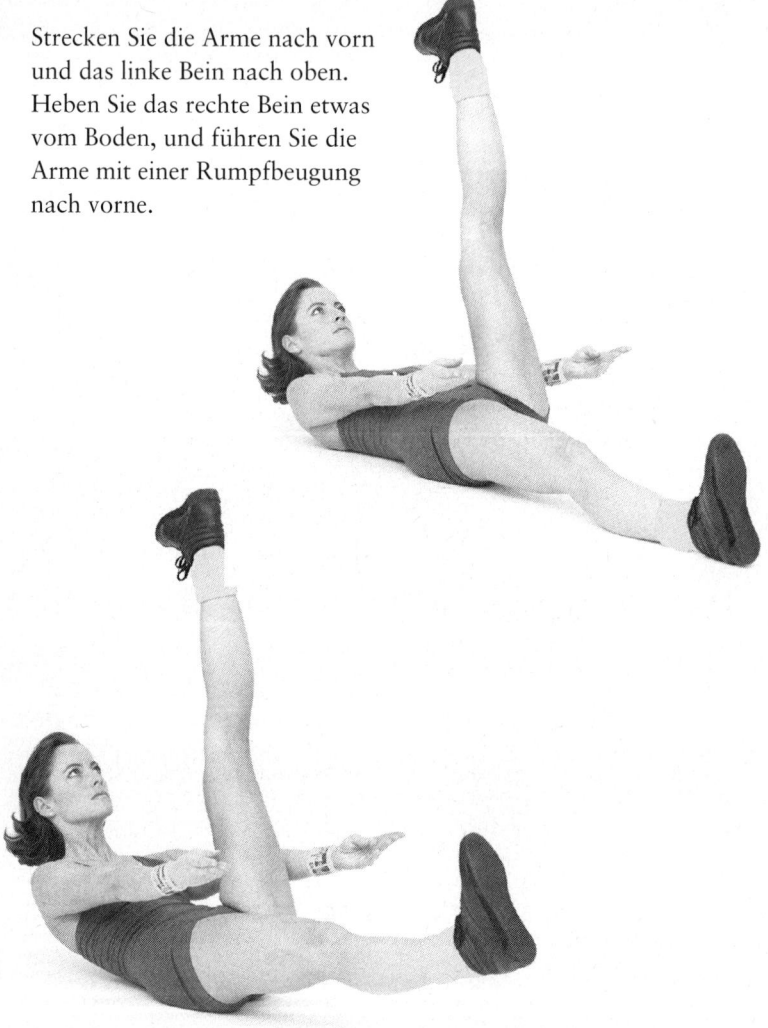

Variation

Für einige Sekunden in der Endstellung bleiben.

	Stufe 1	Stufe 2
Wdh.	8–10	8–10
Pause	–	15 sec
Wdh.	–	8–10

Strecken Sie die Arme nach
oben und heben Kopf und
Schulter vom Boden ab. Führen
Sie den Körper wieder langsam
in die Ausgangsposition zurück.
Wenn Sie noch nicht so weit
fortgeschritten sind, können
Sie während des Hochkommens
eine Hand in den Nacken
legen.

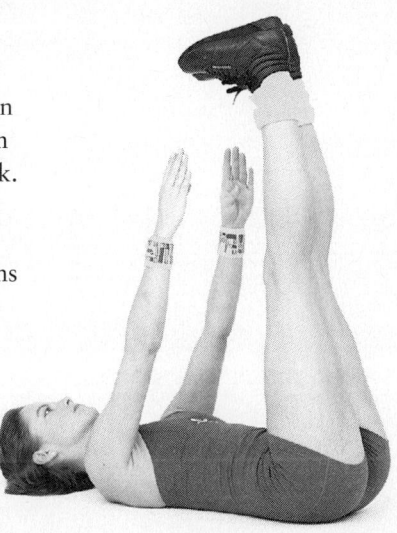

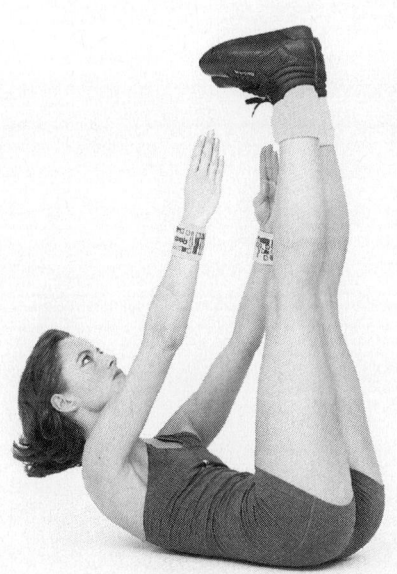

Variationen
– Endposition für einige
  Sekunden halten.
– Jeweils für einige Sekunden in
  der oberen, einer mittleren
  und der unteren Position
  bleiben.

	Stufe 1	Stufe 2
Wdh.	8–10	8–10
Pause	–	15 sec
Wdh.	–	8–10

Heben Sie Kopf und Schultern vom Boden ab und führen den
linken Ellbogen zum rechten Kniegelenk und umgekehrt ohne die
Beine am Boden abzusetzen.

Variation
Endposition für einige Sekunden halten.

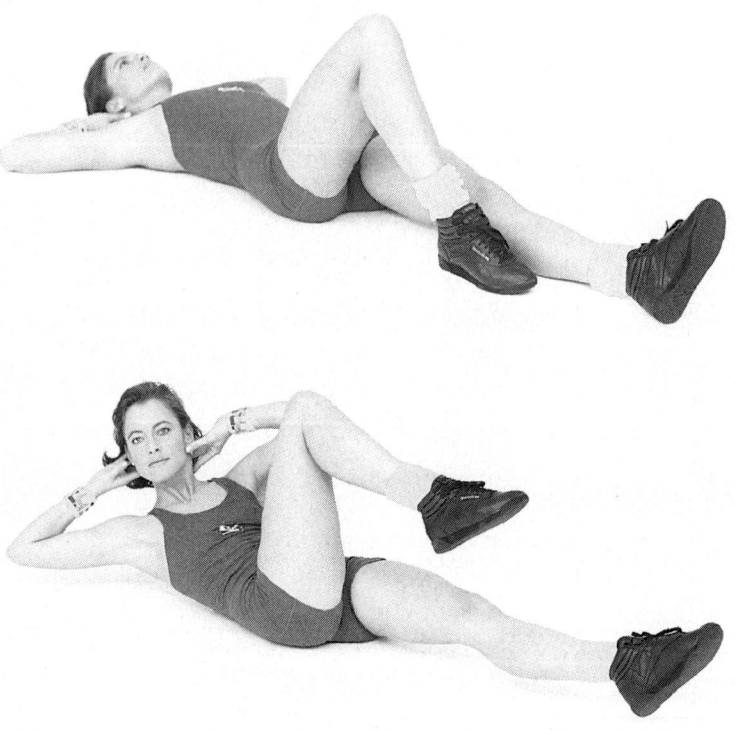

	Stufe 1	Stufe 2
Wdh.	8–10	8–10
Pause	–	15 sec
Wdh.	–	8–10

Heben Sie mit einer leichten Einwärtsdrehung Kopf und
Schultern an und nähern sie dem gegenüberliegenden Kniegelenk.
Wenn Sie noch nicht so weit fortgeschritten sind, können Sie
während des Hochkommens eine Hand in den Nacken legen.

Variationen
– Endposition für einige Sekunden halten.
– Jeweils für einige Sekunden in der oberen, einer mittleren
  und der unteren Position bleiben.

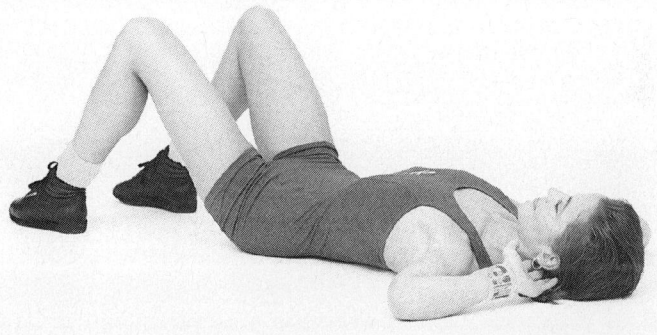

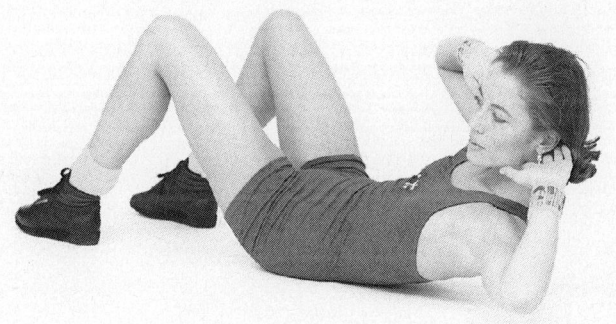

	Stufe 1	Stufe 2
Wdh.	8–10	8–10
Pause	–	15 sec
Wdh.	–	8–10

Bringen Sie den Oberkörper und das gestreckte linke Bein nach oben. Das rechte Bein bleibt ständig in Bodenkontakt.

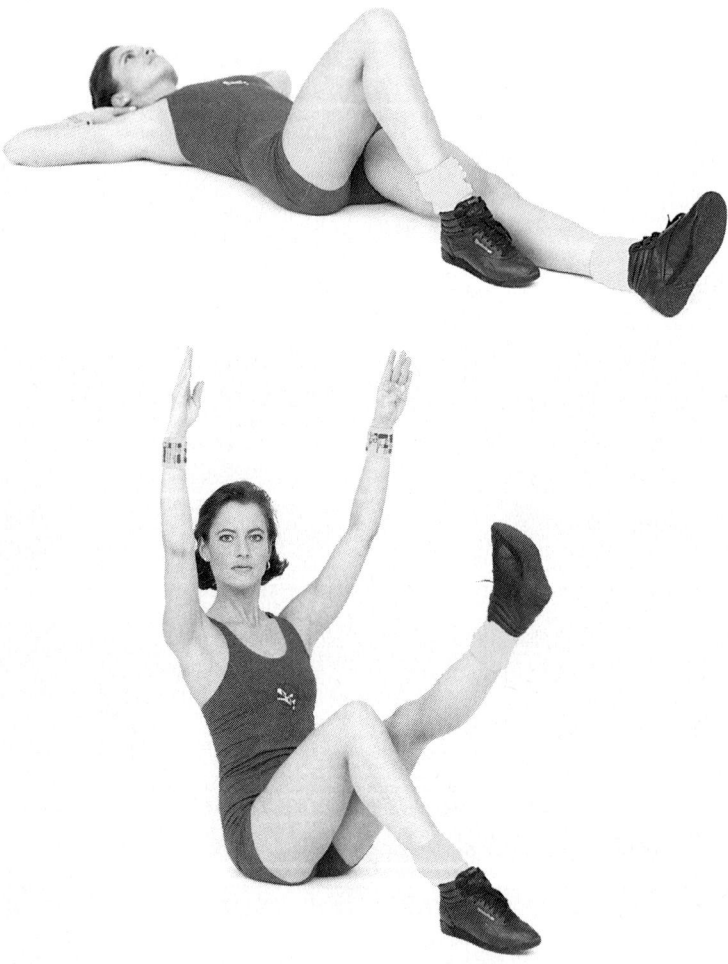

	Stufe 1	Stufe 2
Wdh.	8–10	8–10
Pause	15 sec	15 sec
Wdh.	8–10	8–10
Pause	–	15 sec
Wdh.	–	8–10

Führen Sie mit einer einrollenden Bewegung den rechten Ellbogen zum linken Kniegelenk.

Variationen
– Endposition für einige Sekunden halten.
– Jeweils für einige Sekunden in der oberen, einer mittleren und der unteren Position bleiben.

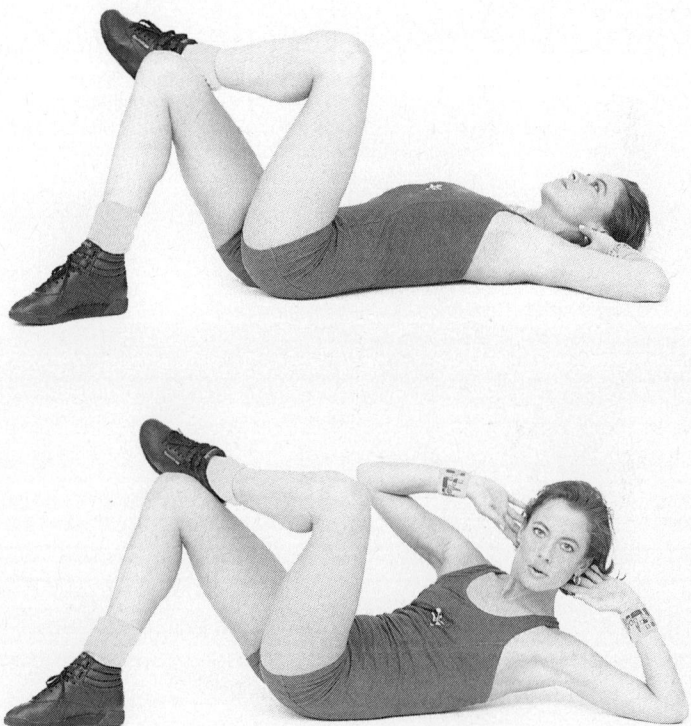

	Stufe 1	Stufe 2
Wdh.	8–10	8–10
Pause	–	15 sec
Wdh.	–	8–10

Ziehen Sie die Knie nach oben und führen Sie sie wieder zurück.
Wenn Sie schon fortgeschritten sind, können Sie in der Endposition
zusätzlich den Kopf und die Schultern anheben.

Variationen
– Endposition für einige
  Sekunden halten.

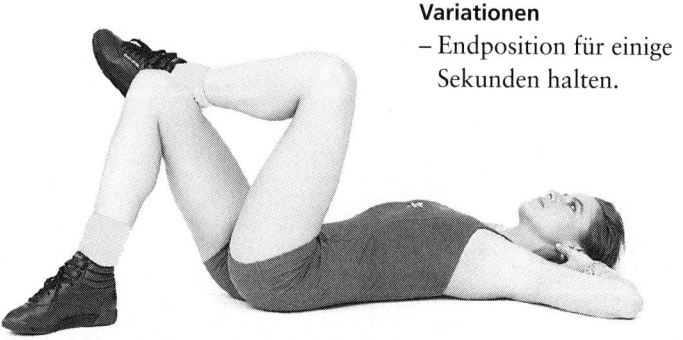

– Jeweils für einige Sekunden
  in der oberen, einer mittleren und der unteren
  Position bleiben.

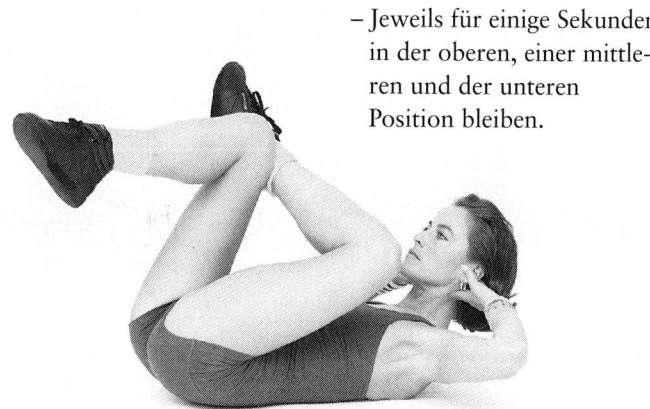

	Stufe 1	Stufe 2
Wdh.	8–10	8–10
Pause	15 sec	15 sec
Wdh.	8–10	8–10
Pause	–	15 sec
Wdh.	–	8–10

Heben Sie mit einer leichten
Drehung den Kopf und die linke
Schulter ab und ziehen den linken
Ellbogen zum rechten Kniegelenk
und umgekehrt.

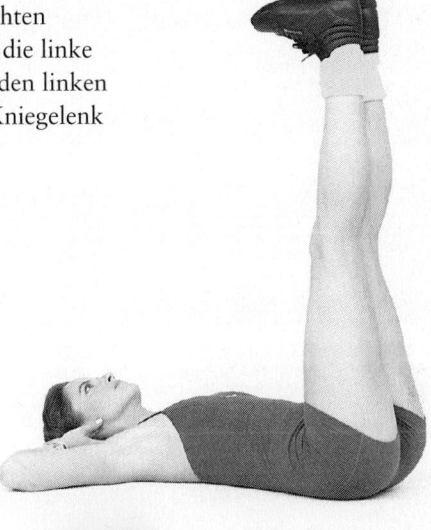

Variationen
– Endposition für einige
  Sekunden halten.
– Jeweils für einige
  Sekunden in der
  oberen, einer mittleren
  und der unteren
  Position bleiben.

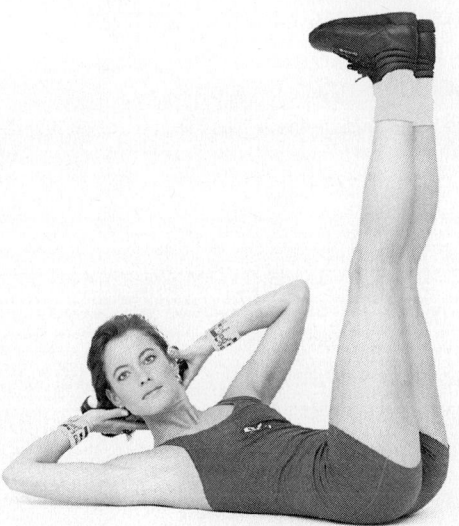

	Stufe 1	Stufe 2
Wdh.	8–10	8–10
Pause	–	15 sec
Wdh.	–	8–10

Strecken Sie die rechte Hand in Richtung des rechten Kniegelenkes.
Heben Sie Kopf und Oberkörper mit einer einrollenden Bewegung
vom Boden ab und führen die rechte Hand am rechten Kniegelenk
vorbei.

Variationen
– Endposition für einige Sekunden halten.
– Die rechte Hand diagonal am linken Kniegelenk vorbeiführen.

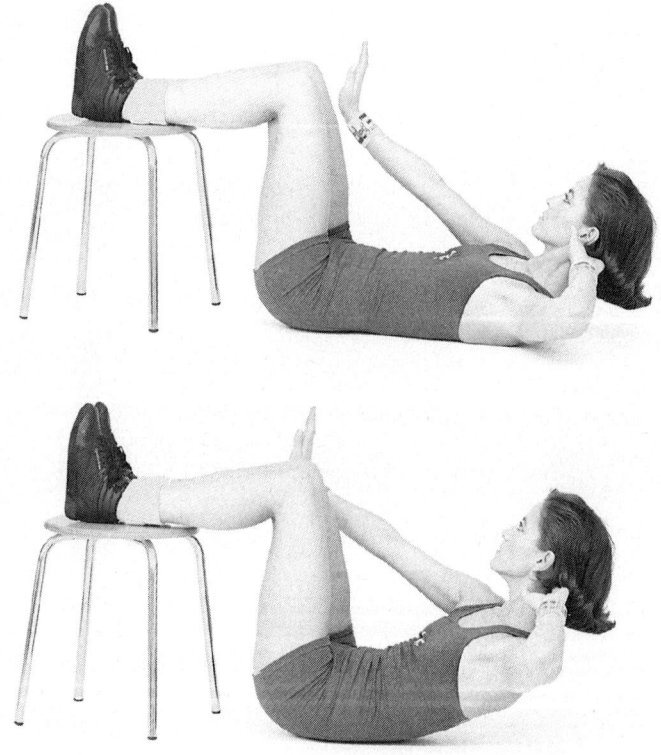

	Stufe 1	Stufe 2
Wdh.	8–10	8–10
Pause	–	15 sec
Wdh.	–	8–10

Heben Sie die Fersen vom Boden ab und strecken Sie die Beine nach schräg-oben und führen sie wieder zurück.

Variationen
- Endposition für einige Sekunden halten.
- Nur die Fersen heben und senken.
- Nur das linke oder das rechte Bein strecken.

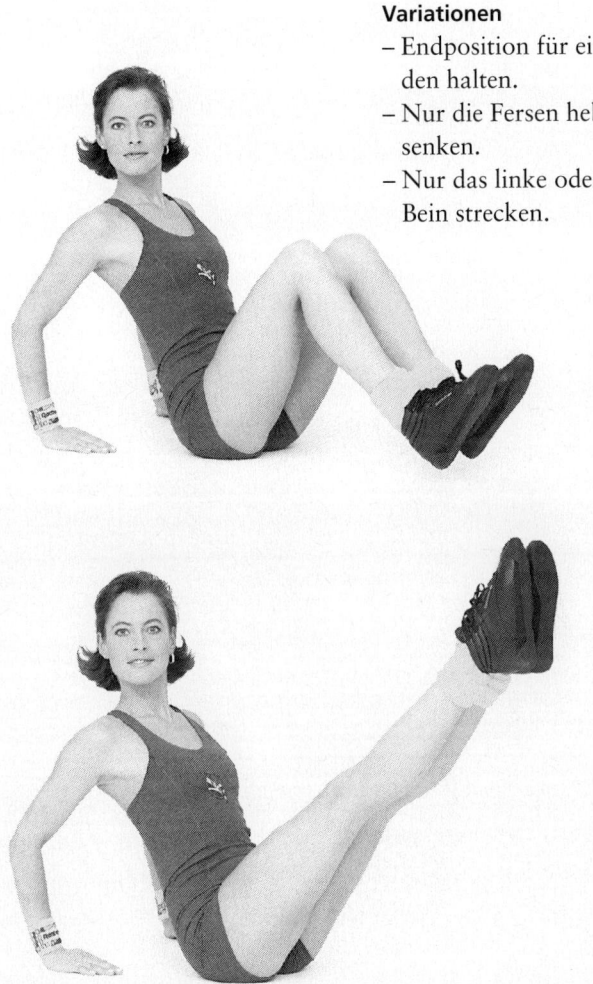

	Stufe 1	Stufe 2
Wdh.	8–10	8–10
Pause	–	15 sec
Wdh.	–	8–10

Führen Sie mit einer Drehung der Hüfte die Beine rechts und links über den Stuhl.

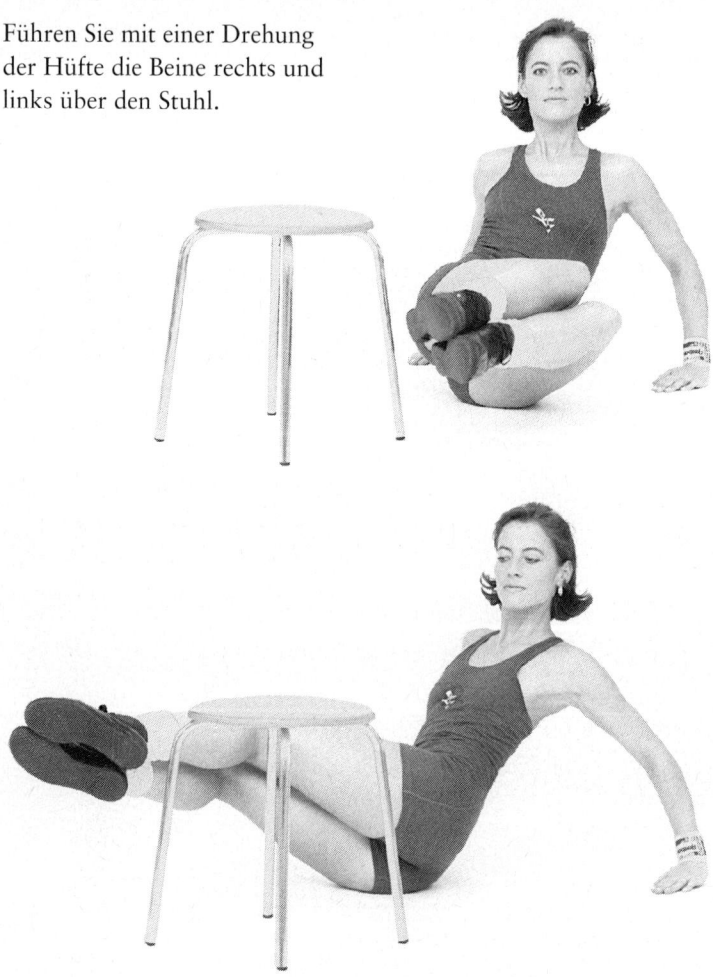

	Stufe 1	Stufe 2
Wdh.	8–10	8–10
Pause	15 sec	15 sec
Wdh.	8–10	8–10
Pause	–	15 sec
Wdh.	–	8–10
Pause	–	15 sec
Wdh.	–	8–10

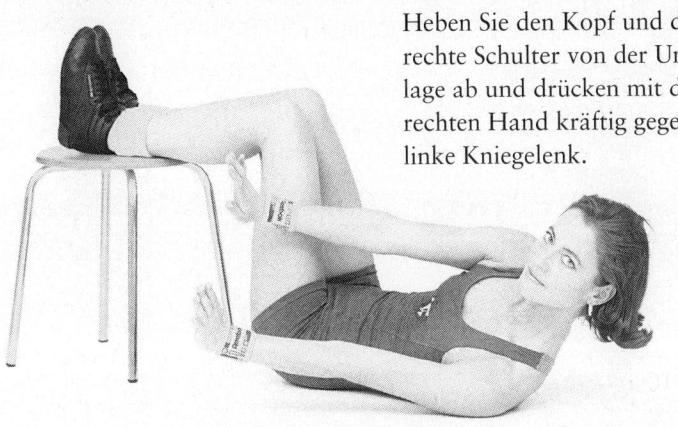

Heben Sie den Kopf und die rechte Schulter von der Unterlage ab und drücken mit der rechten Hand kräftig gegen das linke Kniegelenk.

Variationen
- Für einige Sekunden in der Endposition bleiben.
- Jeweils für einige Sekunden in der oberen, einer mittleren und der unteren Position bleiben.

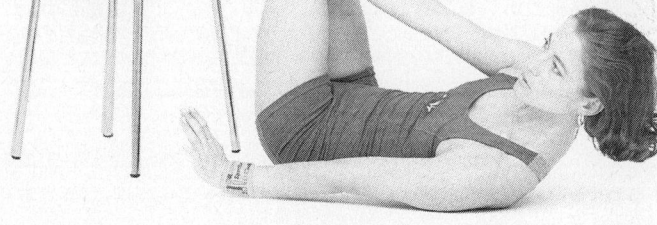

	Stufe 1	Stufe 2
Wdh.	8–10	8–10
Pause	–	15 sec
Wdh.	–	8–10

Spreizen Sie die gestreckten Beine nach außen ab.
Heben Sie den Kopf und die Schultern vom Boden ab.

Variation
Für einige Sekunden in der Endposition bleiben.

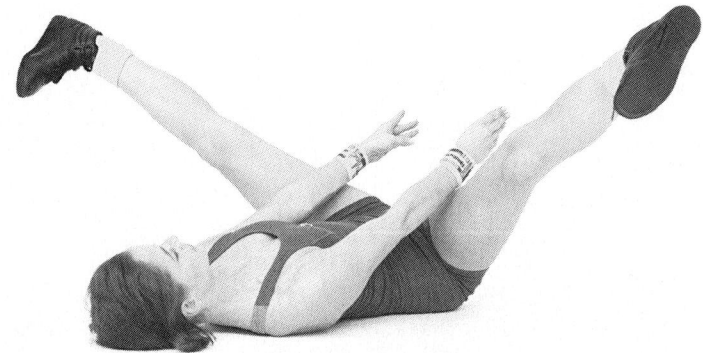

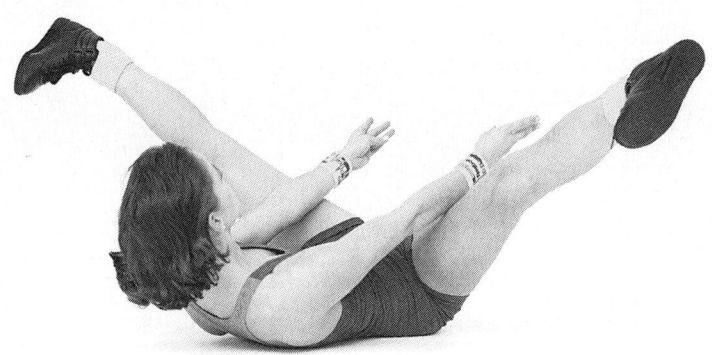

	Stufe 1	Stufe 2
Wdh.	8–10	8–10
Pause	–	15 sec
Wdh.	–	8–10

Verschränken Sie die Arme im Nacken. Die Füße berühren sich, die Knie sind auseinandergehalten. Heben Sie mit einer leichten Körperdrehung den Kopf und die rechte Schulter vom Boden ab.

Variation
Für einige Sekunden in der Endposition bleiben.

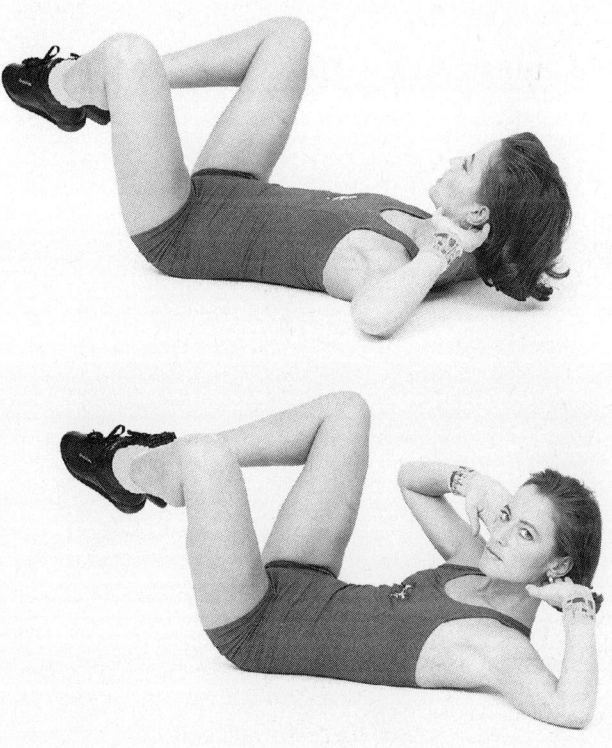

	Stufe 1	Stufe 2
Wdh.	8–10	8–10
Pause	15 sec	15 sec
Wdh.	8–10	8–10
Pause	–	15 sec
Wdh.	–	8–10

Ziehen Sie die Beine maximal zum Körper und führen sie wieder zurück. Gehen Sie während der Übung niemals ins Hohlkreuz, fixieren Sie aktiv Ihr Becken.

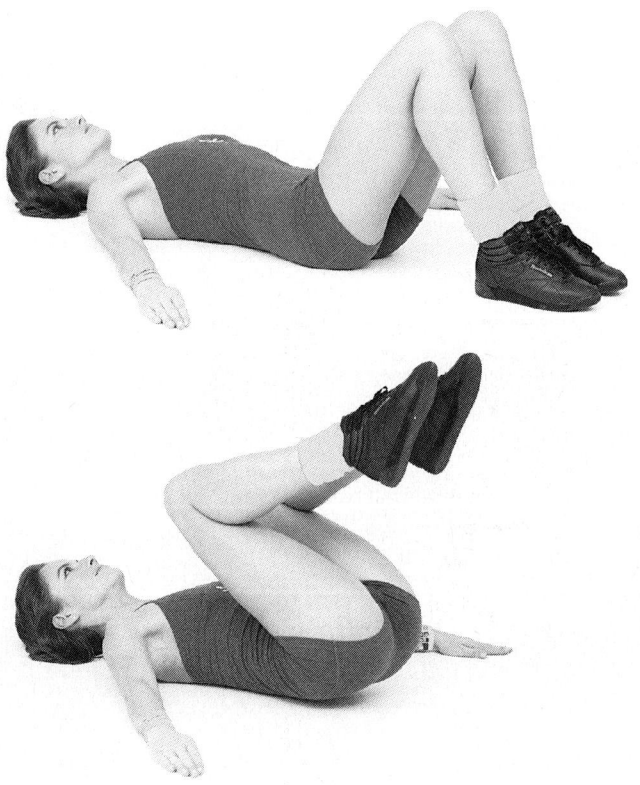

Variationen
– Die Beine aus einer gestreckten Beinposition anwinkeln.
– Ein Buch zwischen die Füße klemmen.

	Stufe 1	Stufe 2
Wdh.	8–10	8–10
Pause	15 sec	15 sec
Wdh.	8–10	8–10
Pause	–	15 sec
Wdh.	–	8–10
Pause	–	15 sec
Wdh.	–	8–10

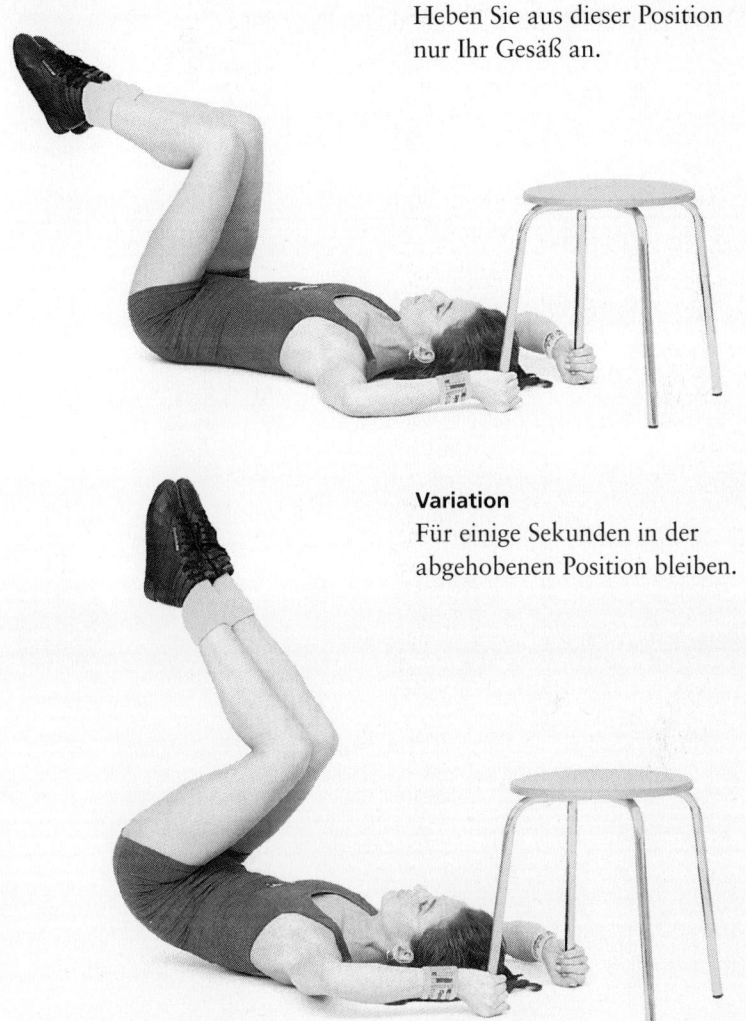

Heben Sie aus dieser Position
nur Ihr Gesäß an.

Variation
Für einige Sekunden in der
abgehobenen Position bleiben.

	Stufe 1	Stufe 2
Wdh.	8–10	8–10
Pause	–	15 sec
Wdh.	–	8–10

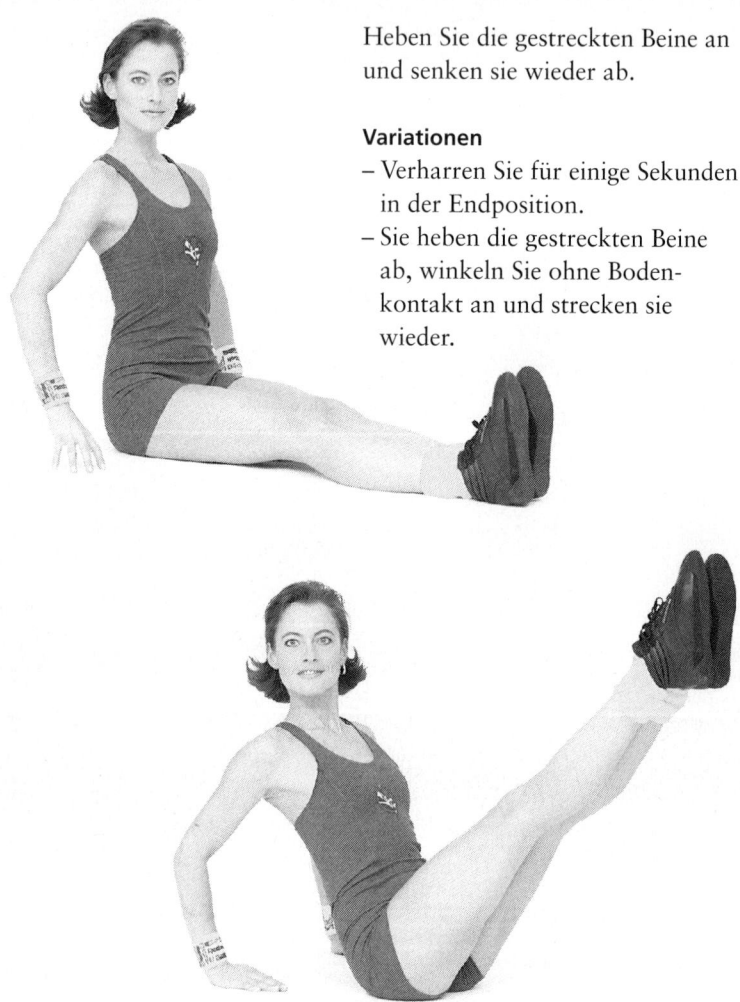

Heben Sie die gestreckten Beine an und senken sie wieder ab.

Variationen
– Verharren Sie für einige Sekunden in der Endposition.
– Sie heben die gestreckten Beine ab, winkeln Sie ohne Bodenkontakt an und strecken sie wieder.

	Stufe 1	Stufe 2
Wdh.	8–10	8–10
Pause	15 sec	15 sec
Wdh.	8–10	8–10
Pause	–	15 sec
Wdh.	–	8–10

Umfassen Sie die Schienbeine
knapp unterhalb der Knie.
Strecken Sie die Beine und führen
gleichzeitig Ihre Hände nach
hinten.

Variation
Für einige Sekunden in der
Endposition bleiben.

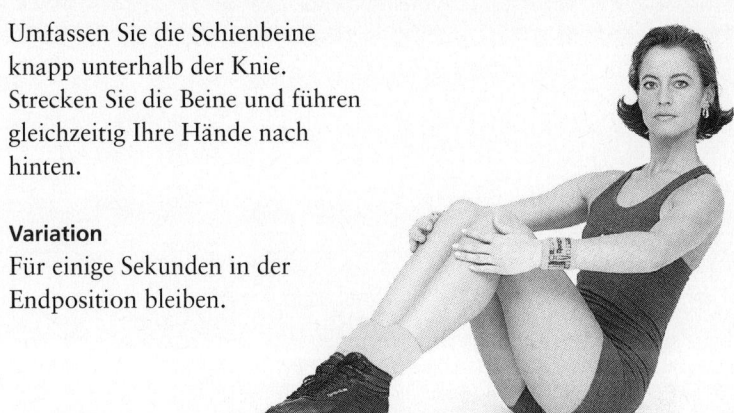

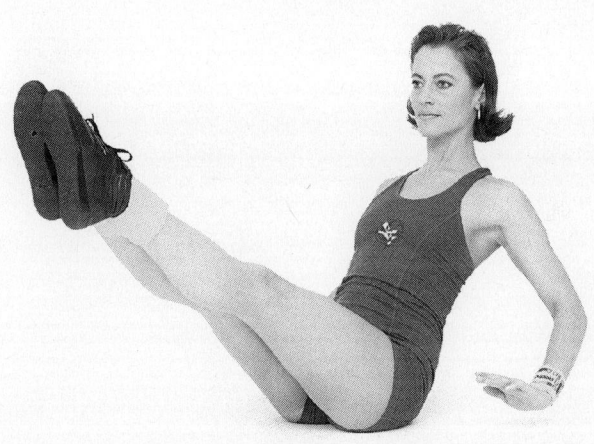

	Stufe 1	Stufe 2
Wdh.	8–10	8–10
Pause	15 sec	15 sec
Wdh.	8–10	8–10
Pause	–	15 sec
Wdh.	–	8–10
Pause	–	15 sec
Wdh.	–	8–10

Heben Sie die gestreckten Beine nach vorn-oben ab.
Öffnen und schließen Sie die Beine.

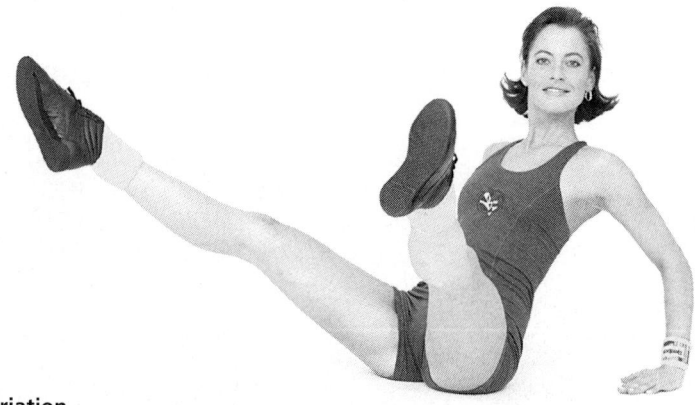

Variation
Die Beine beim Öffnen und
Schließen überkreuzen.

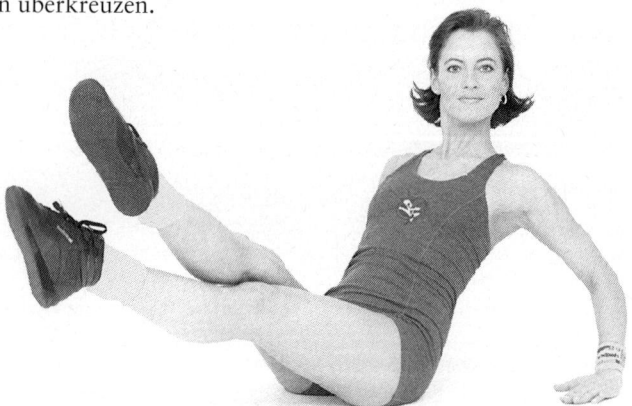

	Stufe 1	Stufe 2
Wdh.	8–10	8–10
Pause	15 sec	15 sec
Wdh.	8–10	8–10
Pause	–	15 sec
Wdh.	–	8–10

Beugen und strecken Sie das rechte und das linke Bein; beide Beine sind ständig in der Luft.

Variation
Übung auch ohne Abstützen der Arme durchführen.

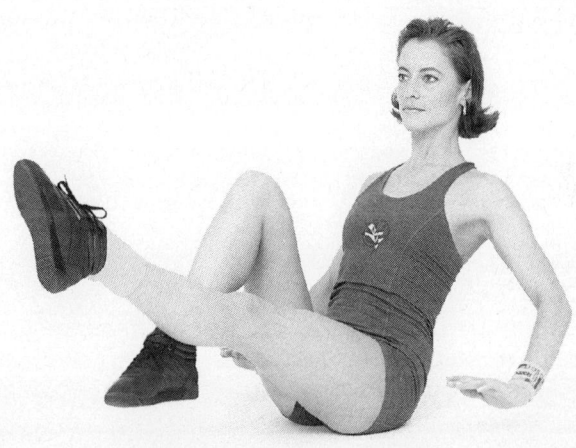

	Stufe 1	Stufe 2
Wdh.	8–10	8–10
Pause	15 sec	15 sec
Wdh.	8–10	8–10
Pause	–	15 sec
Wdh.	–	8–10
Pause	–	15 sec
Wdh.	–	8–10

Strecken Sie mit einer leichten Seitneigung den oberen Arm;
versuchen Sie den Arm so weit wie möglich zu strecken.
Während der Übung behalten beide Füße jeweils vollständigen
Bodenkontakt. Spüren Sie der Muskelspannung nach und
wechseln Sie erst dann.

Variation
Für einige Sekunden in der
Endstellung bleiben.

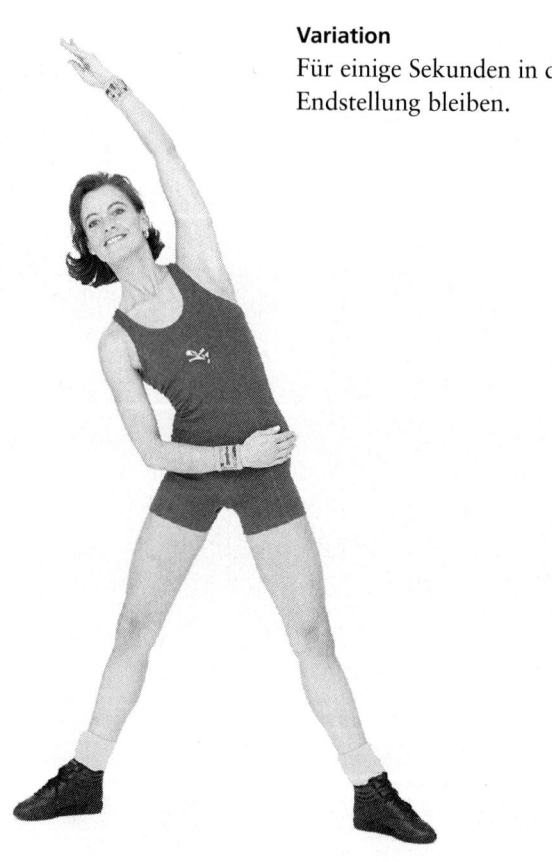

	Stufe 1	Stufe 2
Wdh.	8–10	8–10
Pause	–	15 sec
Wdh.	–	8–10

Im stabilen Stand fassen Sie die
nach oben gestreckten Hände über
dem Kopf. Neigen Sie sich maximal weit zur Seite. Verdrehen Sie
nicht Ihren Oberkörper.

Variation
In der Endposition mehrfach
federn.

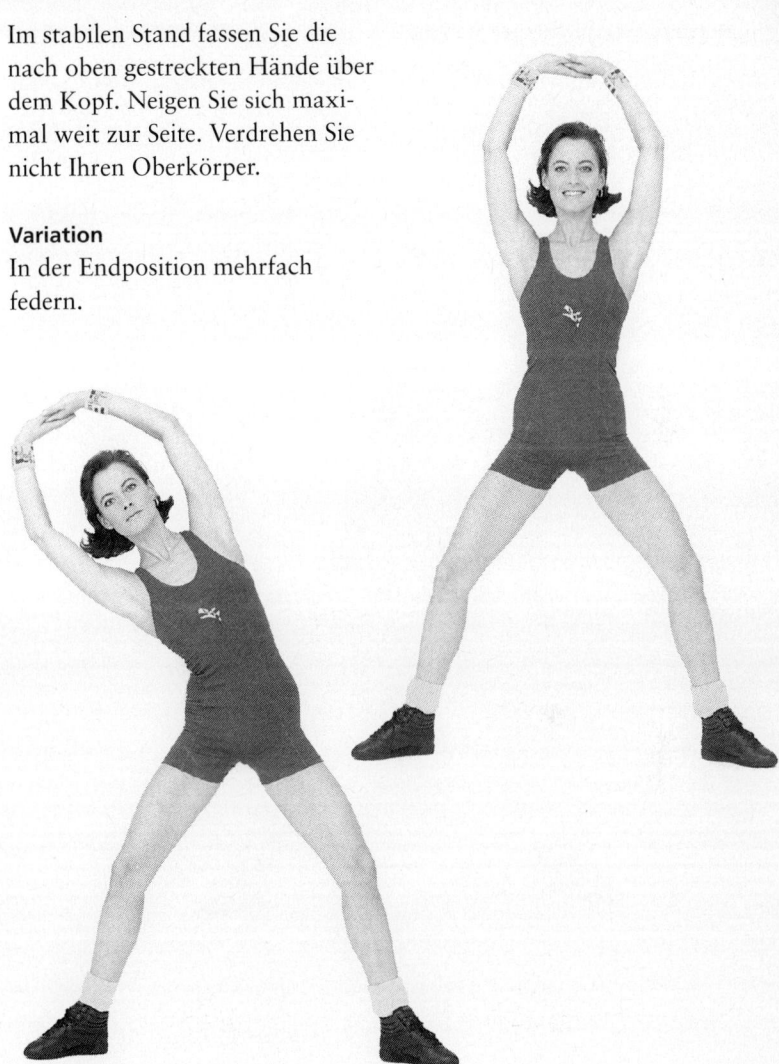

	Stufe 1	Stufe 2
Wdh.	8–10	8–10
Pause	–	15 sec
Wdh.	–	8–10

Beugen Sie den Körper maximal weit zur Seite. Wichtig ist es, daß Sie sich nur in seitlicher Richtung beugen.

Variation
In der Endposition für einige Sekunden verharren.

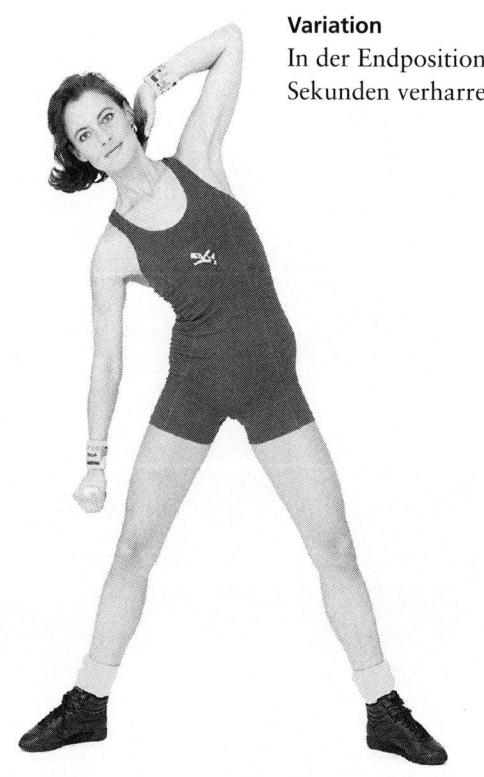

	Stufe 1	Stufe 2
Wdh.	8–10	8–10
Pause	–	15 sec
Wdh.	–	8–10

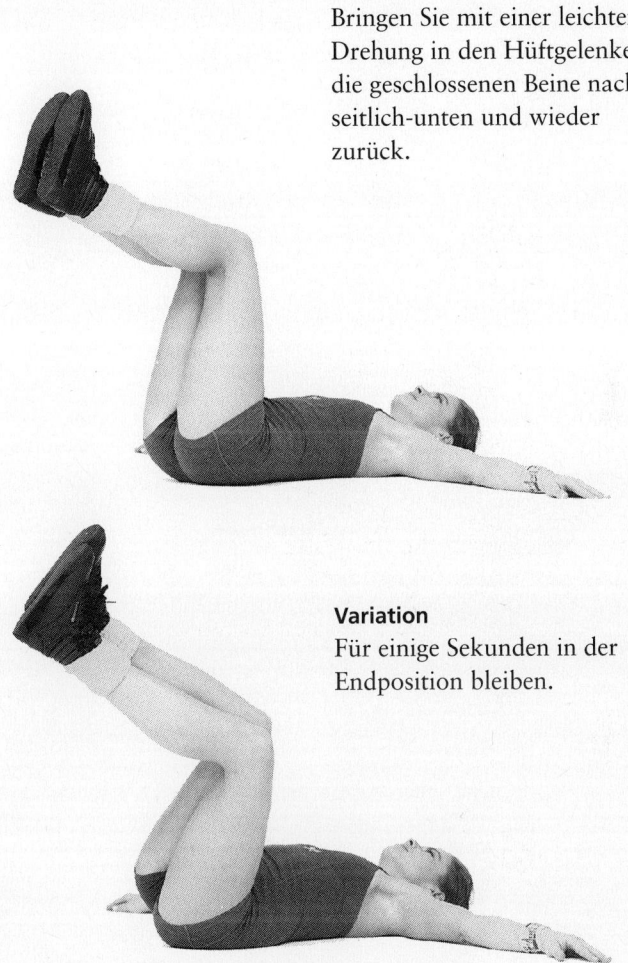

Bringen Sie mit einer leichten Drehung in den Hüftgelenken die geschlossenen Beine nach seitlich-unten und wieder zurück.

Variation
Für einige Sekunden in der Endposition bleiben.

	Stufe 1	Stufe 2
Wdh.	8–10	8–10
Pause	15 sec	15 sec
Wdh.	8–10	8–10
Pause	–	15 sec
Wdh.	–	8–10

Heben Sie die Beine gestreckt und
senkrecht nach oben an. Führen Sie
sie wie Scheibenwischer nach
rechts und links. Die Schultern
behalten dabei immer Bodenkontakt.

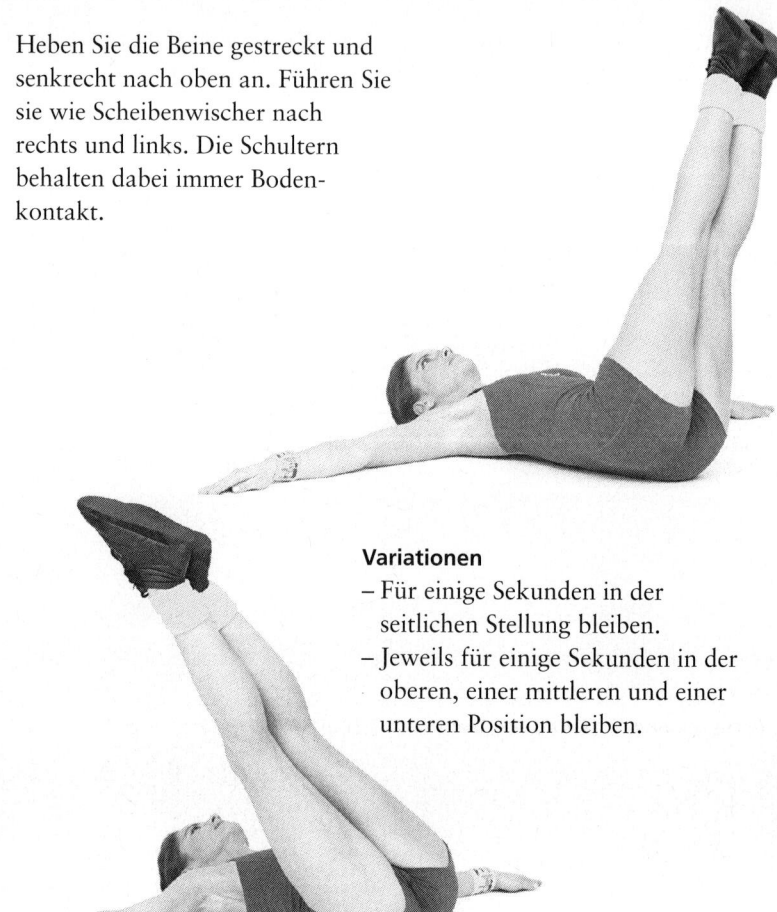

Variationen
– Für einige Sekunden in der
  seitlichen Stellung bleiben.
– Jeweils für einige Sekunden in der
  oberen, einer mittleren und einer
  unteren Position bleiben.

	Stufe 1	Stufe 2
Wdh.	8–10	8–10
Pause	15 sec	15 sec
Wdh.	8–10	8–10
Pause	–	15 sec
Wdh.	–	8–10
Pause	–	15 sec
Wdh.	–	8–10

Heben Sie die Beine ab und beugen
sie zum Körper hin an und strecken
sie wieder.

Variation
Für einige Sekunden in der
gstreckten und in der gebeugten
Beinstellung bleiben.

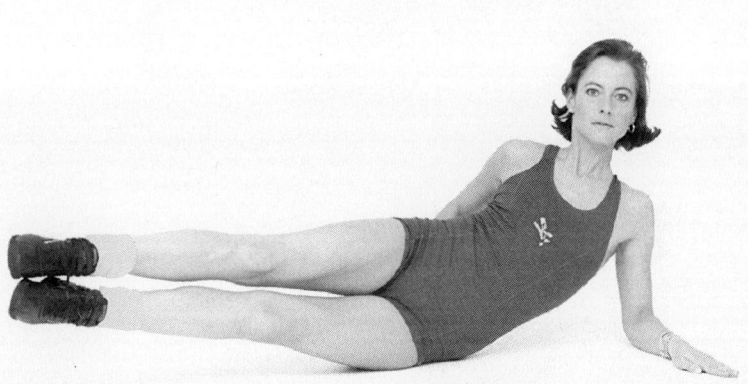

	Stufe 1	Stufe 2
Wdh.	8–10	8–10
Pause	15 sec	15 sec
Wdh.	8–10	8–10
Pause	–	15 sec
Wdh.	–	8–10
Pause	–	15 sec
Wdh.	–	8–10

Heben Sie beide Beine einige Zentimeter geschlossen vom Boden ab.

Variation
Für einige Sekunden in der Endstellung bleiben.

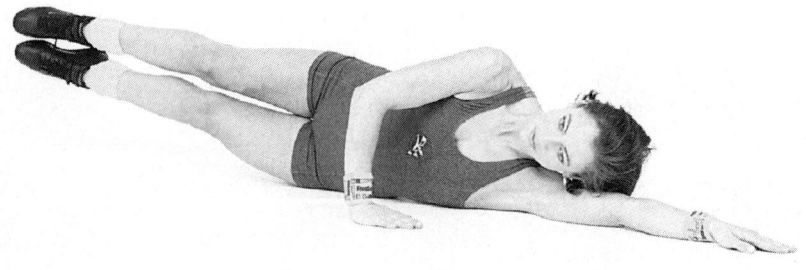

	Stufe 1	Stufe 2
Wdh.	8–10	8–10
Pause	–	15 sec
Wdh.	–	8–10

Halten Sie mit dem gestreckten linken Arm das Gleichgewicht.
Nähern Sie den gestreckten rechten Arm durch ein seitliches Auf-
richten des Oberkörpers dem rechten Fuß an. Der linke Arm
bleibt immer gestreckt.

Variationen
– Für einige Sekunden in der Endposition bleiben.
– In der Endposition beide Beine seitlich anheben.

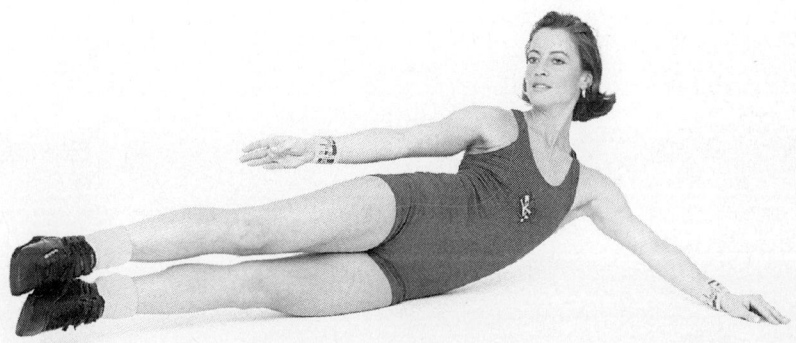

	Stufe 1	Stufe 2
Wdh.	8–10	8–10
Pause	15 sec	15 sec
Wdh.	8–10	8–10
Pause	–	15 sec
Wdh.	–	8–10

Beugen Sie das rechte Bein im Knie leicht und schlagen Sie es über das linke Bein. Beide Arme sind in Richtung des Fußes gestreckt. Heben Sie Ihren Oberkörper leicht an und senken ihn wieder ab.

Variationen
– Für einige Sekunden in der Endposition bleiben.
– Jeweils für einige Sekunden in der oberen, einer mittleren und der unteren Position bleiben.
– Beide Beine anwinkeln und Oberkörper abheben.

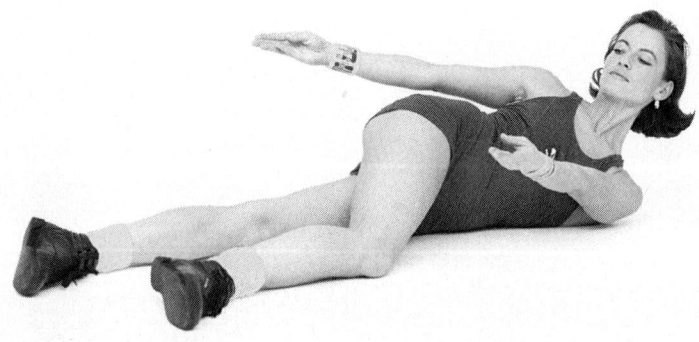

	Stufe 1	Stufe 2
Wdh.	8–10	8–10
Pause	15 sec	15 sec
Wdh.	8–10	8–10
Pause	–	15 sec
Wdh.	–	8–10

Heben und senken Sie Ihr Becken vom Boden. In der Endposition
den rechten Arm nach oben heben.

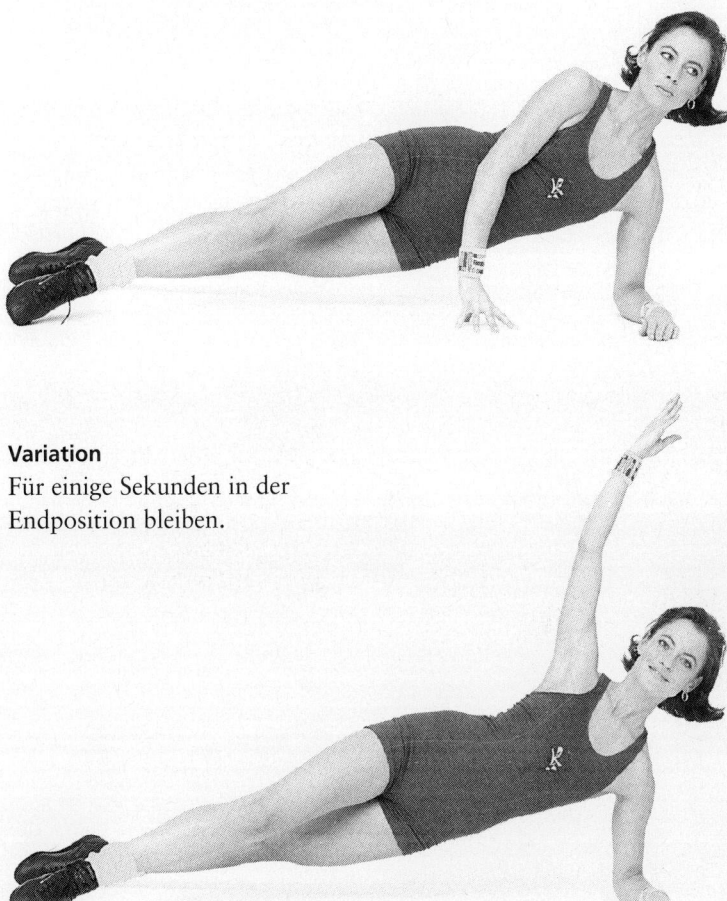

Variation
Für einige Sekunden in der
Endposition bleiben.

	Stufe 1	Stufe 2
Wdh.	8–10	8–10
Pause	–	15 sec
Wdh.	–	8–10

Stellen Sie das linke Bein gebeugt auf. Heben Sie das gestreckte rechte Bein vom Boden ab und beugen und strecken Sie es.

Variationen
– Endposition für einige Sekunden halten.
– Während der Beugebewegung die Ellbogen dem gebeugten Kniegelenk annähern.

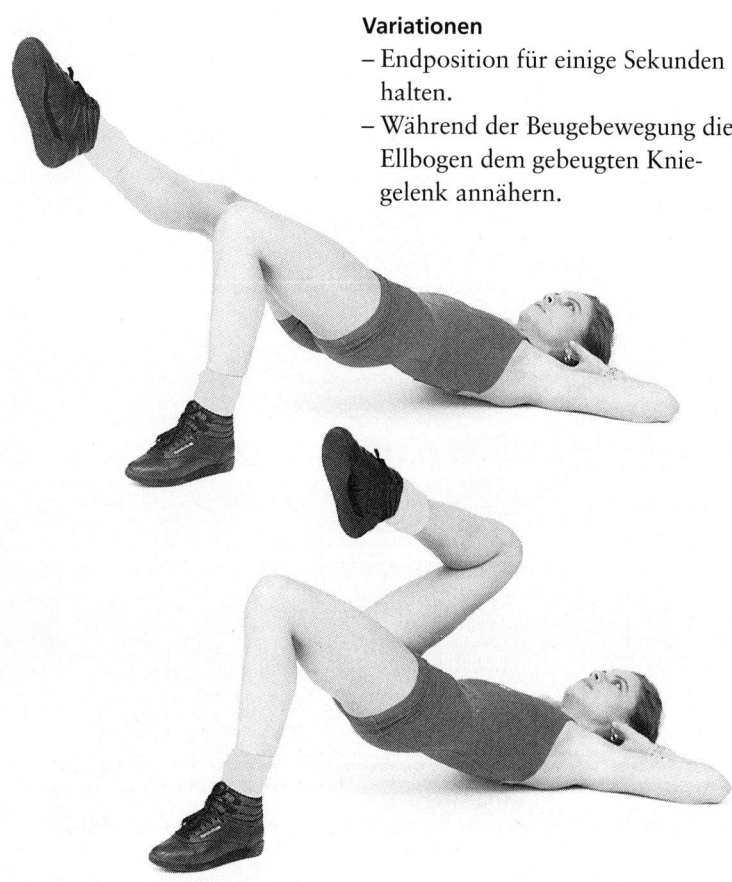

	Stufe 1	Stufe 2
Wdh.	8–10	8–10
Pause	–	15 sec
Wdh.	–	8–10

Heben Sie mit geradem Rücken den Oberkörper knapp über eine waagerechte Position an und senken ihn wieder ab.

Variationen
– Für einige Sekunden in der Endstellung bleiben.
– Den abgehobenen Körper langsam und kontrolliert nach links und nach rechts drehen.

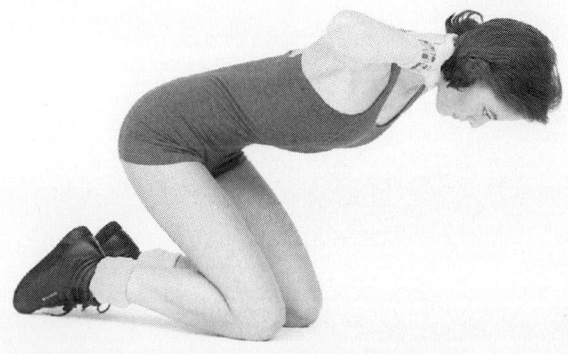

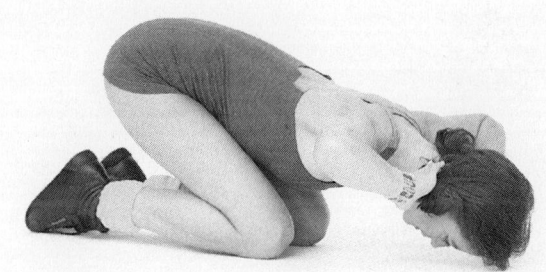

	Stufe 1	Stufe 2
Wdh.	8–10	8–10
Pause	–	15 sec
Wdh.	–	8–10

Heben Sie den Oberkörper ab und führen Sie die Arme nach
vorne und hinten. Versuchen Sie ganz besonders viel Spannung
im Po aufzubauen.

Variation
Für einige Sekunden in der Endposition bleiben.

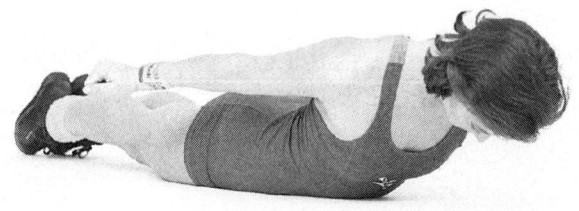

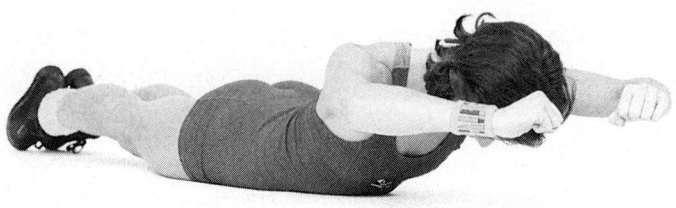

	Stufe 1	Stufe 2
Wdh.	8–10	8–10
Pause	–	15 sec
Wdh.	–	8–10

Heben Sie zusammen mit dem Oberkörper ein Bein an.

Variationen
– Für einige Sekunden in der Endposition bleiben.
– Das abgehobene Bein im Hüftgelenk ein- und ausdrehen.

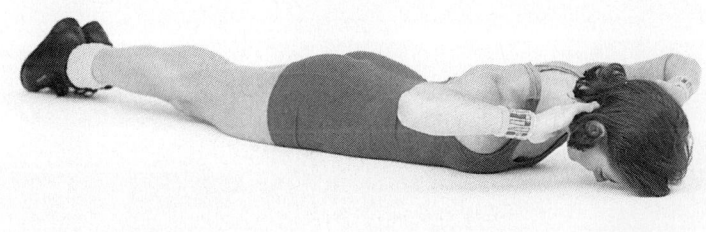

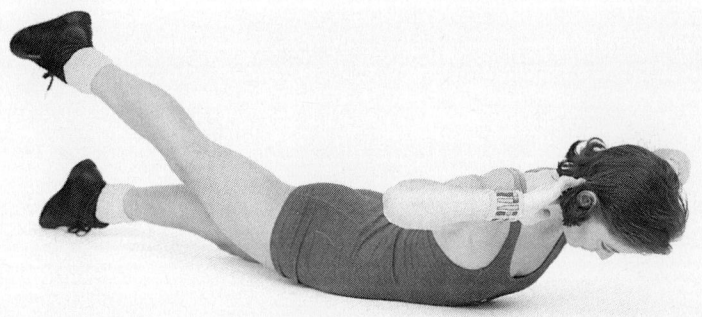

	Stufe 1	Stufe 2
Wdh.	8–10	8–10
Pause	–	15 sec
Wdh.	–	8–10

Legen Sie den Handrücken eines Arms an die Stirn.
Heben Sie gleichzeitig den gestreckten Arm und das gestreckte
Bein an.

Variationen
– Für einige Sekunden in der Endposition bleiben.
– Das Bein in mehr eingedrehter bzw. mehr ausgedrehter
  Position abheben.

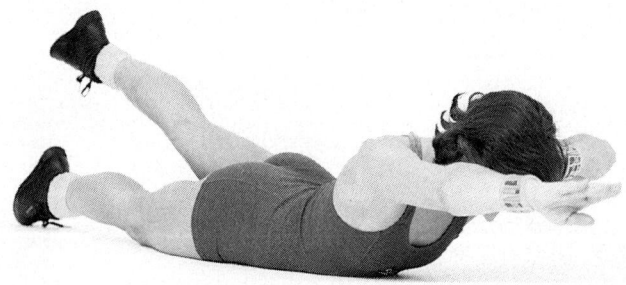

	Stufe 1	Stufe 2
Wdh.	8–10	8–10
Pause	–	15 sec
Wdh.	–	8–10

Winkeln Sie ein Bein an. Die Arme sind in Verlängerung des
Körpers gestreckt. Heben Sie beide Arme und den Oberkörper leicht
an und bleiben für einige Sekunden in dieser Position.

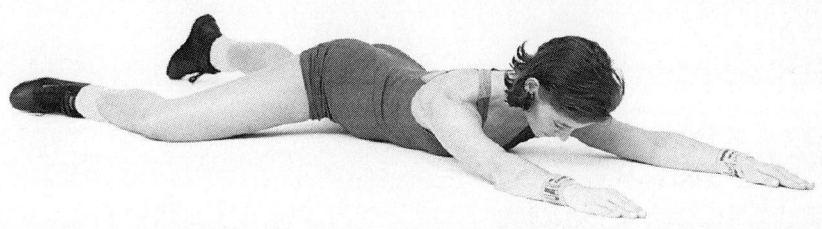

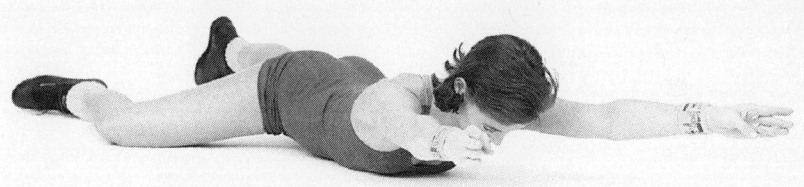

	Stufe 1	Stufe 2
Wdh.	8–10	8–10
Pause	–	15 sec
Wdh.	–	8–10

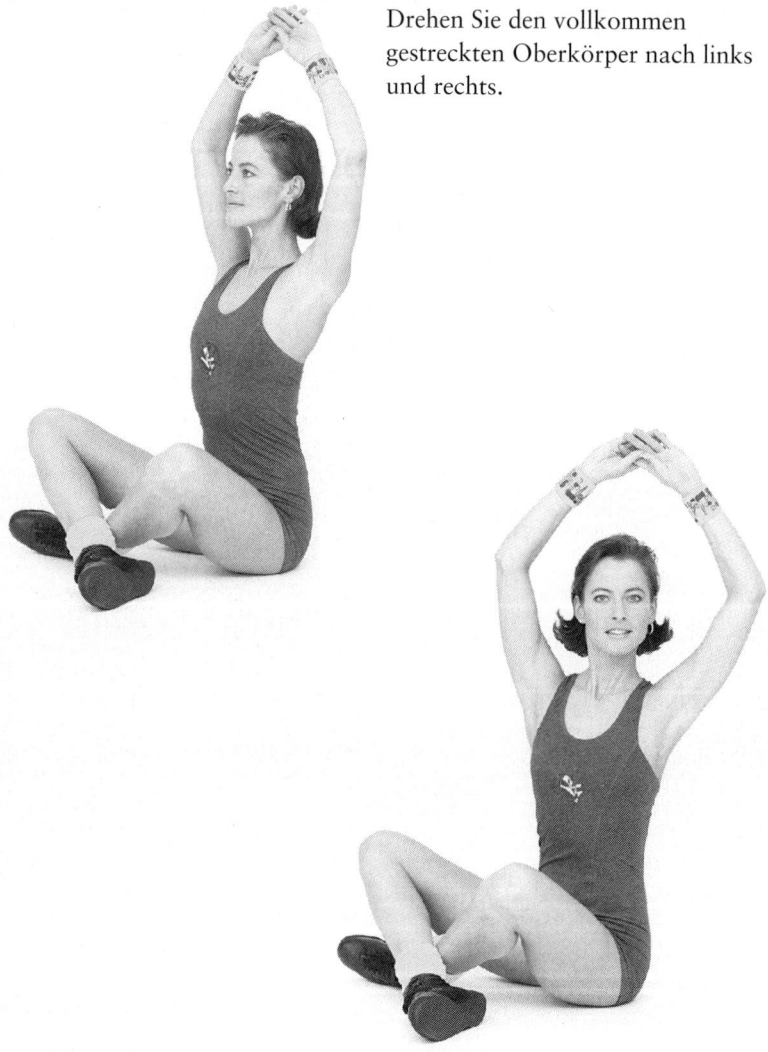

Drehen Sie den vollkommen
gestreckten Oberkörper nach links
und rechts.

	Stufe 1	Stufe 2
Wdh.	8–10	8–10
Pause	–	15 sec
Wdh.	–	8–10

Während Sie den einen Arm
leicht beugen, strecken Sie den
anderen Arm maximal weit nach
oben. Kippen Sie den Oberkörper
nicht seitlich ab; spüren Sie ganz
bewußt der Muskelspannung
nach.

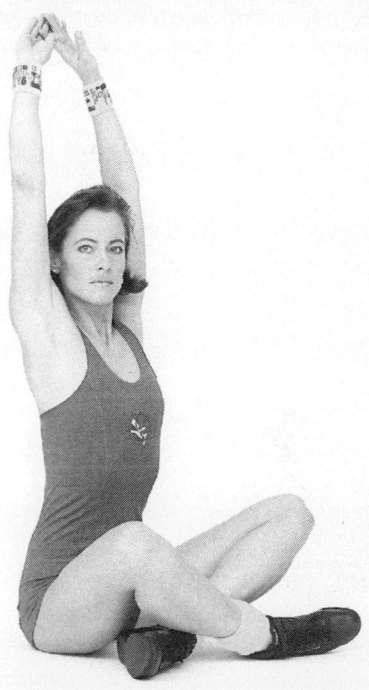

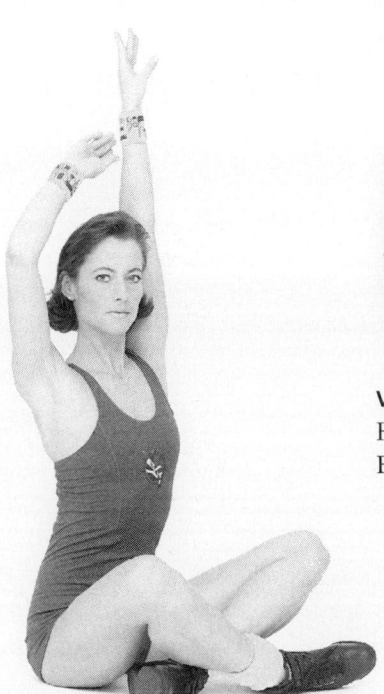

Variation
Für einige Sekunden in der
Endstellung bleiben.

	Stufe 1	Stufe 2
Wdh.	8–10	8–10
Pause	–	15 sec
Wdh.	–	8–10

Der Bodytrainer
für Brust und Arme

Lesen Sie zuerst die Übungsbeschreibungen intensiv durch, schauen Sie die Bilder an, und üben Sie erst dann aktiv.

Zu jeder Übung finden Sie unten auf der Seite die Angaben zu den Belastungen. Sind Sie Anfänger, sollten Sie sich an der Stufe 1 orientieren, wenn Sie schon fortgeschritten sind, an der Stufe 2.

Um einen optimalen Effekt zu erzielen, ist es gerade bei den Übungen für die Arme wichtig, die Bewegungen langsam und gleichmäßig und unter ständiger Anspannung der Muskulatur durchzuführen.

Wenn Sie fortgeschritten sind, können Sie die gezeigten Übungen auch mit Zusatzgewichten (Heavy-Hands, Kleinhanteln) durchführen. Dadurch steigt die Effektivität der Übungen.

Einige Übungen sind unter Zuhilfenahme eines elastischen Bandes (Thera-Band) dargestellt. Es ist besonders gut für diese Übungen geeignet. Sie können diese Übungen jedoch auch mit anderen Gummiseilen durchführen.

Bei Übungen im Knien oder im Liegen sollten Sie eine weiche Unterlage benutzen (Matte, Handtuch o. ä.).

Neigen Sie Ihren Kopf langsam im
Wechsel zur einen und zur anderen
Seite. Schauen Sie dabei immer
geradeaus.

Variation
In der jeweiligen Endposition für
einige Sekunden verharren.

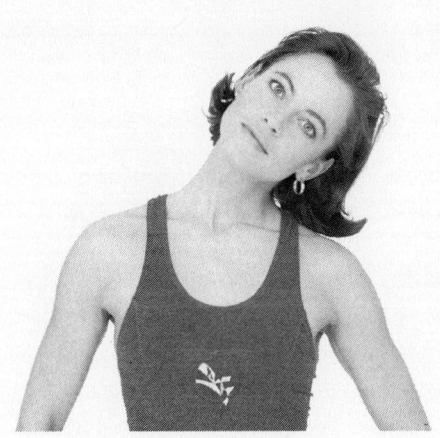

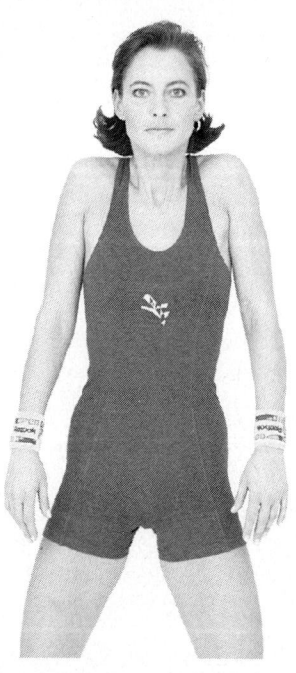

Ziehen Sie nur die Schultern nach oben.

Variationen
– Im Wechsel die rechte und linke Schulter nach oben ziehen.
– Eine oder beide Schultern nach vorne und nach hinten kreisen.
– Beide Schultern kreisen.

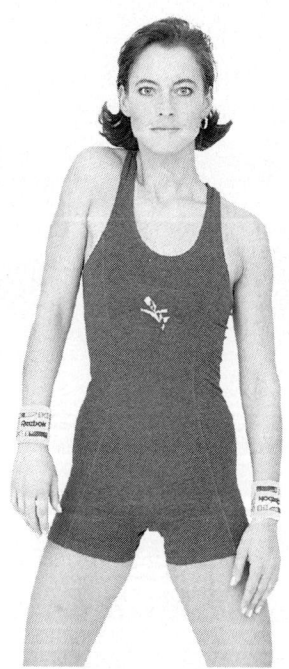

Stufe 1 Stufe 2

Wdh.   8–10   15–20

Nach vorn gezogene Schultern
und leicht einwärts gedrehte Arme:
Ziehen Sie die Schultern im Wechsel nach vorne und nach hinten.

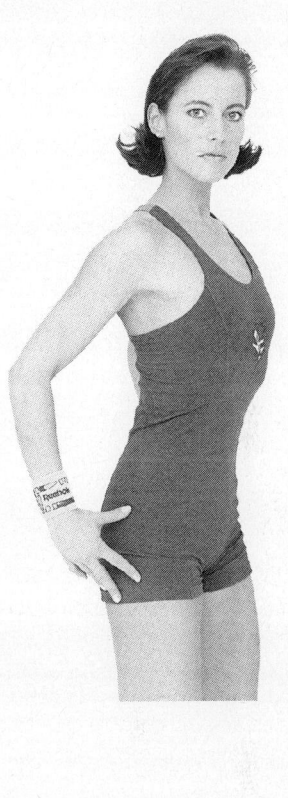

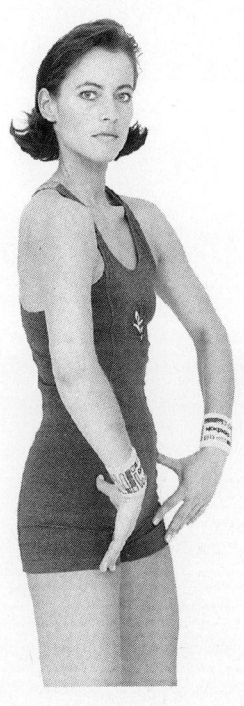

	Stufe 1	Stufe 2
Wdh.	8–10	15–20

Bewegen Sie die Schultergelenke vor und zurück.

Variation
Die Arme nach seitlich-unten strecken und wieder in die Ausgangsposition zurückführen.

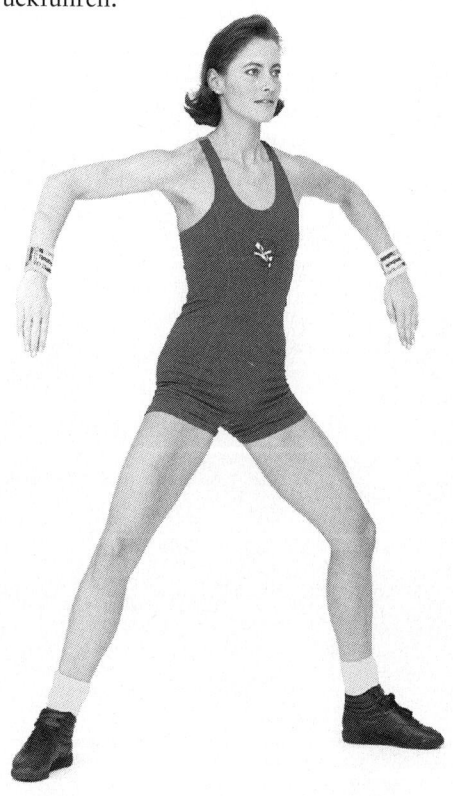

	Stufe 1	Stufe 2
Wdh.	8–10	8–10
Pause	15 sec	15 sec
Wdh.	8–10	8–10
Pause	–	15 sec
Wdh.	–	8–10

Führen Sie die gestreckten Arme
vor dem Körper zusammen und
wieder auseinander.

Variation
Wechselweise nur den
rechten bzw. den linken
Arm nach außen und
zurückführen. Während
dieser Bewegung kraftvoll
die Fäuste schließen und
öffnen (zusätzliche
Wirkung auf die Unter-
armpartie).

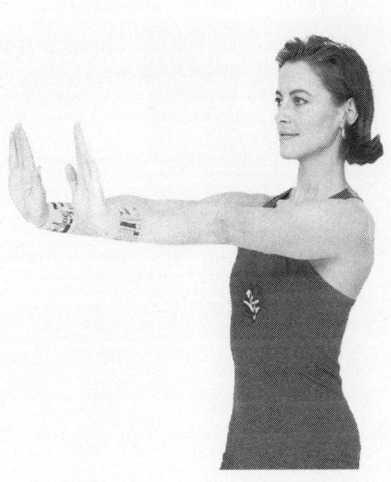

	Stufe 1	Stufe 2
Wdh.	8–10	8–10
Pause	–	15 sec
Wdh.	–	8–10

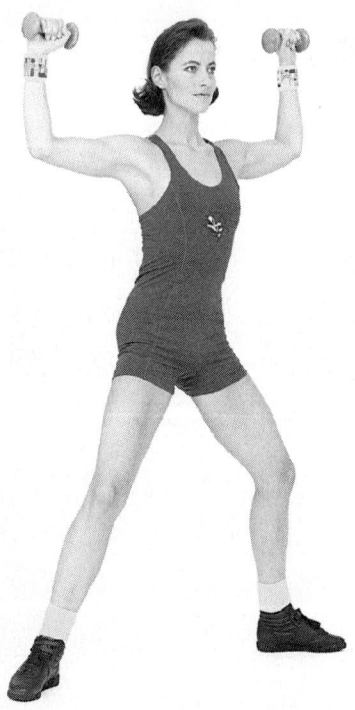

Bringen Sie die Arme vor Ihrem Körper zusammen, und führen Sie sie wieder nach außen. Führen Sie die Bewegungen gleichmäßig, kontrolliert und unter ständiger Muskelanspannung durch.

Variation
Die Bewegung nur mit kleinen Spielräumen ausführen, z. B. nur direkt vor Ihrer Brust.

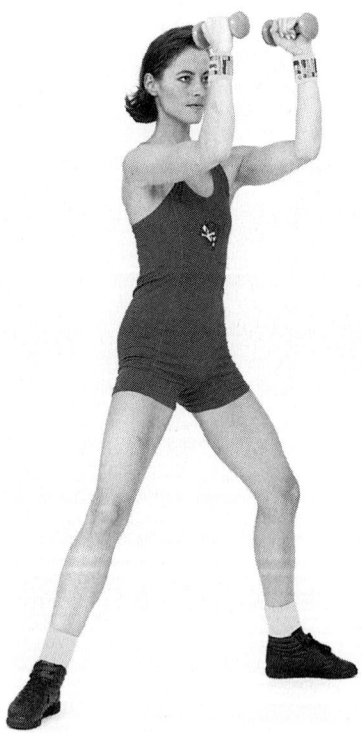

	Stufe 1	Stufe 2
Wdh.	8–10	8–10
Pause	10 sec	10 sec
Wdh.	8–10	8–10
Pause	–	10 sec
Wdh.	–	8–10

Schulterbreiter Stand:
Führen Sie eine Hand hinter
Ihren Kopf und wieder
zurück.

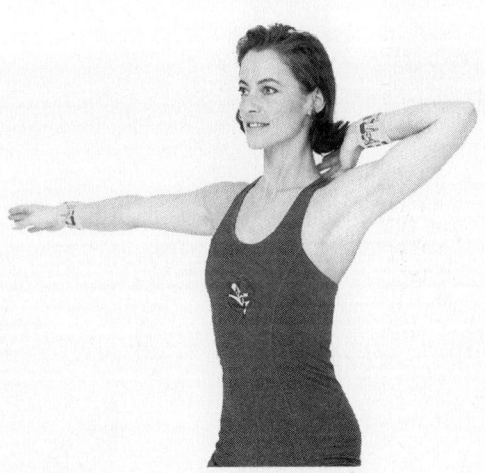

Variation
Die Hände im Wechsel
oder gleichzeitig hinter
den Kopf führen.

	Stufe 1	Stufe 2
Wdh.	8–10	8–10
Pause	15 sec	15 sec
Wdh.	8–10	8–10
Pause	–	15 sec
Wdh.	–	8–10

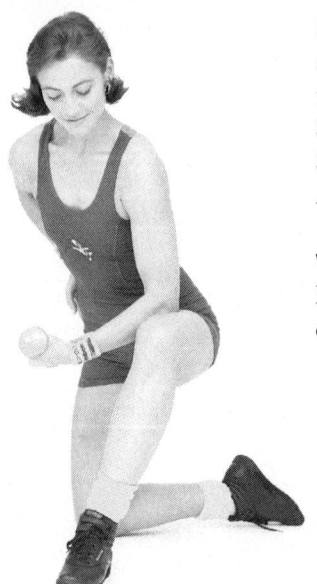

Schrittstand: Ein Ellbogen liegt
auf dem Oberschenkel. Sie beugen
und strecken den Arm. Versuchen
Sie, die Muskulatur ständig unter
Spannung zu halten. Der andere
Arm liegt am Körper an.

Variation
Den Unterarm während
der Bewegung ein- und ausdrehen.

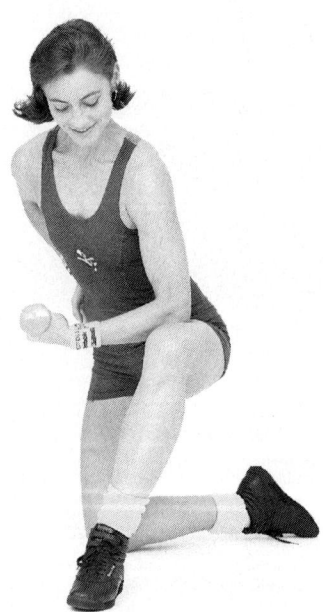

	Stufe 1	Stufe 2
Wdh.	8–10	8–10
Pause	–	10 sec
Wdh.	–	8–10

Gerader Rücken, ein Fuß auf
dem Band, der Arm ist an-
nähernd gestreckt. Sie ziehen
den Arm nach hinten-oben.

Variationen
– Für einige Sekunden in der
  Endposition bleiben.
– Jeweils für einige Sekunden in
  einer oberen, mittleren und
  unteren Position bleiben.

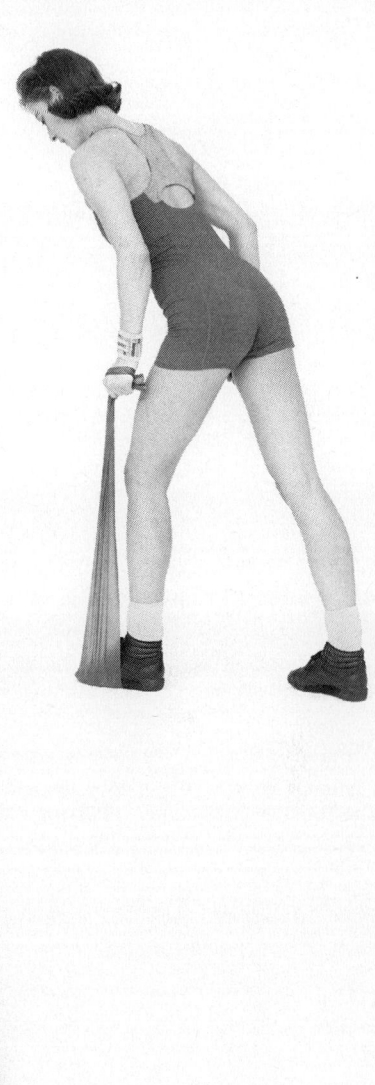

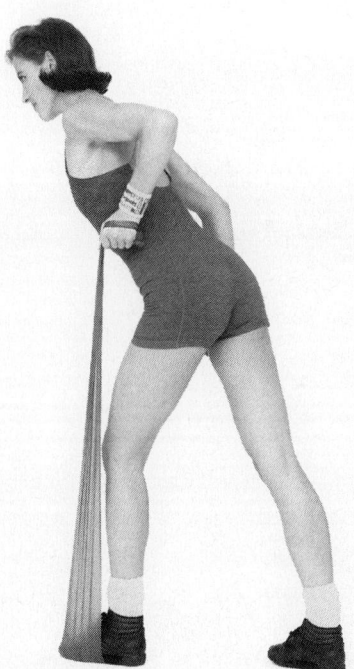

	Stufe 1	Stufe 2
Wdh.	8–10	8–10
Pause	–	15 sec
Wdh.	–	8–10

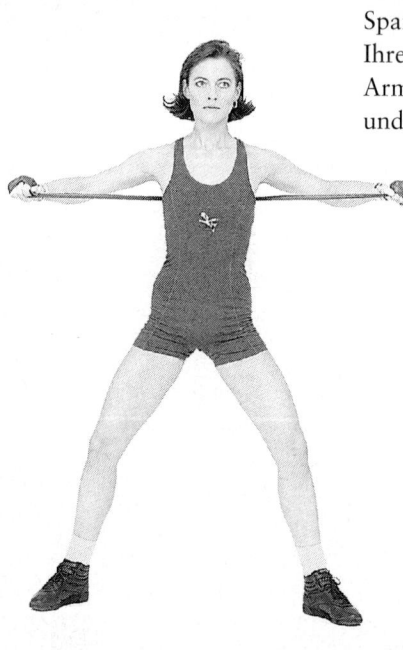

Spannen Sie das Theraband hinter Ihrem Rücken, und führen Sie die Arme vor Ihrem Körper zusammen und auseinander.

Variation
Für einige Sekunden in der vorderen Position bleiben.

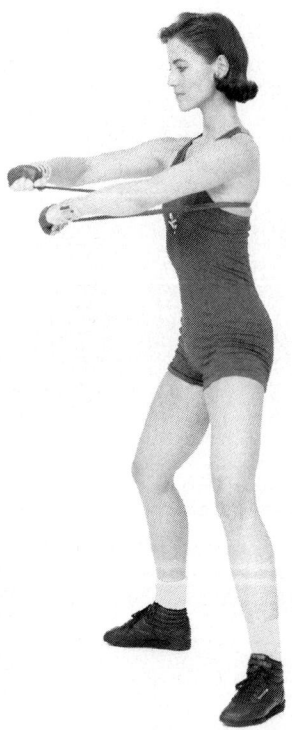

	Stufe 1	Stufe 2
Wdh.	8–10	8–10
Pause	–	15 sec
Wdh.	–	8–10

Führen Sie in Schulterhöhe Ihre
Handflächen zueinander. Während
Sie die Hände gegeneinanderdrücken, heben und senken Sie
vor dem Körper die Arme.

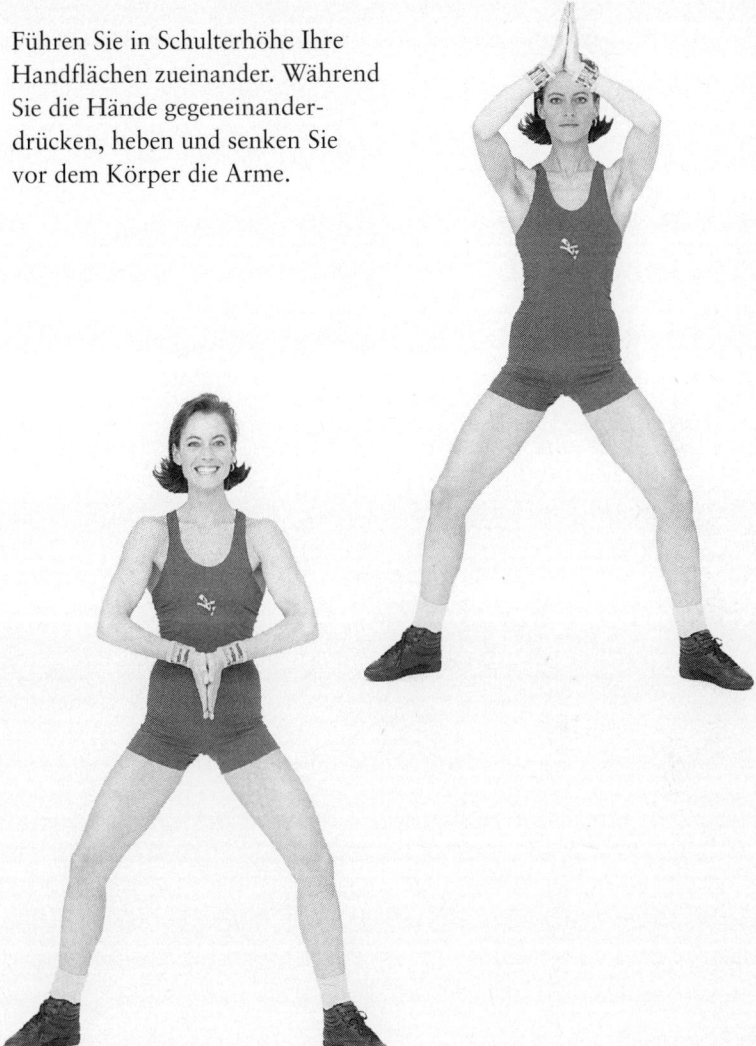

	Stufe 1	Stufe 2
Wdh.	8–10	8–10
Pause	–	15 sec
Wdh.	–	8–10

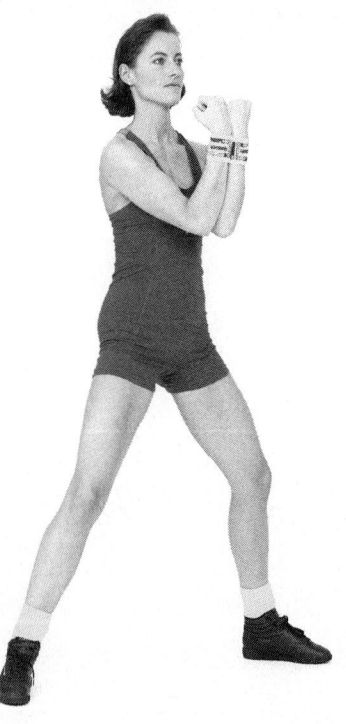

Schließen Sie die Arme vor Ihrem Körper mit gebeugten Ellbogen, und führen Sie sie vor Ihrem Körper nach oben und unten.

Variation
Während der Übung die Innenseiten der Arme fest gegeneinanderdrücken, dadurch wird die Brustmuskulatur stärker beansprucht.

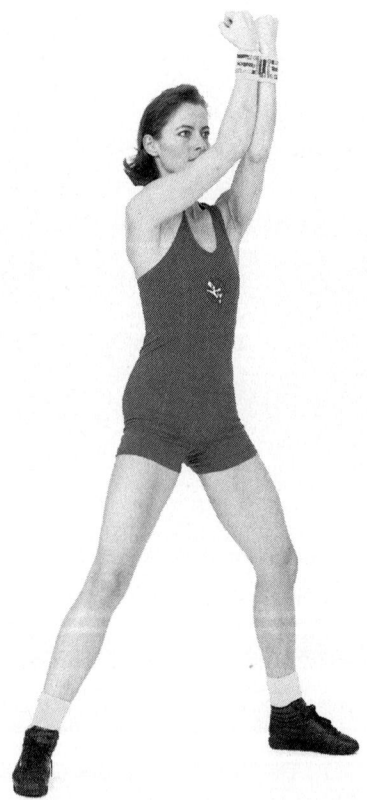

	Stufe 1	Stufe 2
Wdh.	8–10	8–10
Pause	15 sec	15 sec
Wdh.	8–10	8–10
Pause	–	15 sec
Wdh.	–	8–10

Beschreiben Sie in Schulterhöhe seitlich kleine Kreise mit den Armen.

Variationen
– Die Handflächen im Wechsel beugen und strecken.
– Die Arme im Ellbogen ein- und ausdrehen.

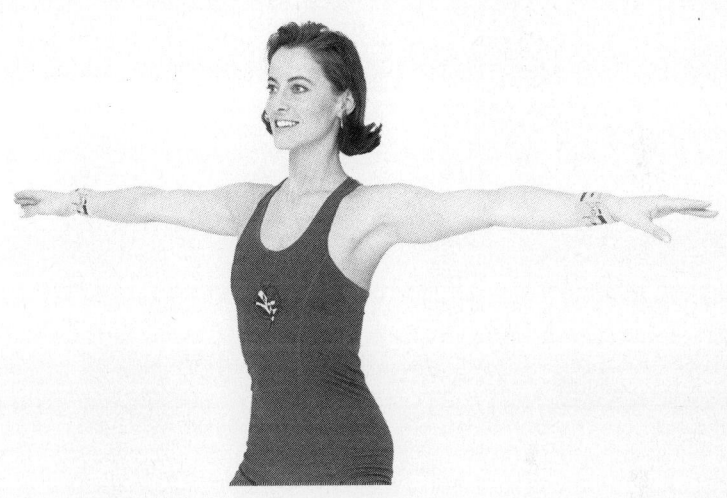

	Stufe 1	Stufe 2
Wdh.	8–10	8–10
Pause	–	15 sec
Wdh.	–	8–10
Pause	–	15 sec
Wdh.	–	8–10

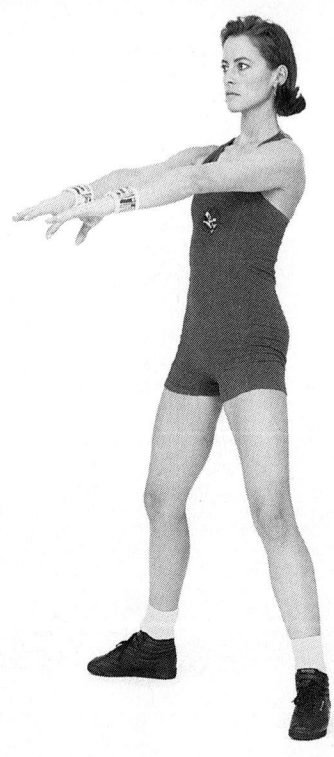

Strecken Sie die Arme nach vorne, die Handrücken zeigen nach oben. Die Hände werden zu einer Faust geschlossen; mit einer Drehung, die Arme werden bewußt eng geführt, ziehen Sie die Arme zum Körper.

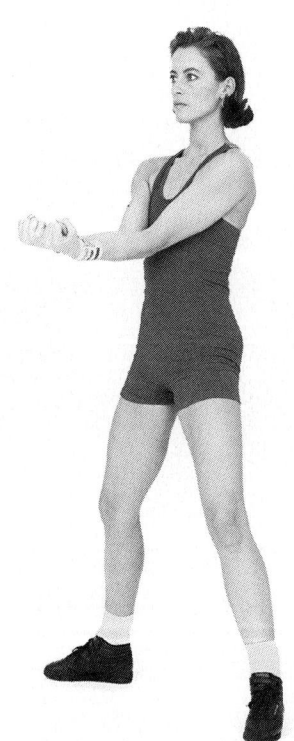

	Stufe 1	Stufe 2
Wdh.	8–10	8–10
Pause	15 sec	15 sec
Wdh.	8–10	8–10
Pause	–	15 sec
Wdh.	–	8–10

Grätschstand: Drehen Sie die
in Schulterhöhe gebeugten Arme
nach innen und nach außen.

Variationen
– In der Ausgangs- und der
  Endposition die Oberarme im
  Schultergelenk kreisen.
– Aus der Ausgangsposition
  (Foto rechts) die Arme nach
  oben strecken und wieder
  zurückführen.
– Die Arme nach unten strecken
  und wieder zurückführen.

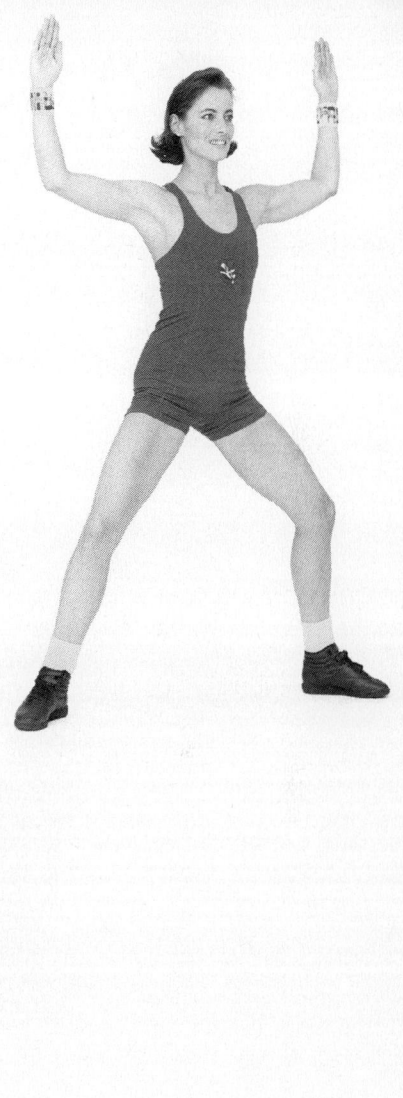

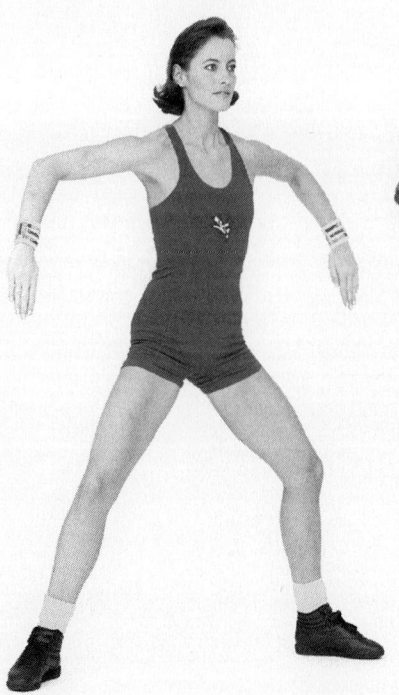

	Stufe 1	Stufe 2
Wdh.	8–10	8–10
Pause	15 sec	15 sec
Wdh.	8–10	8–10
Pause	–	15 sec
Wdh.	–	8–10

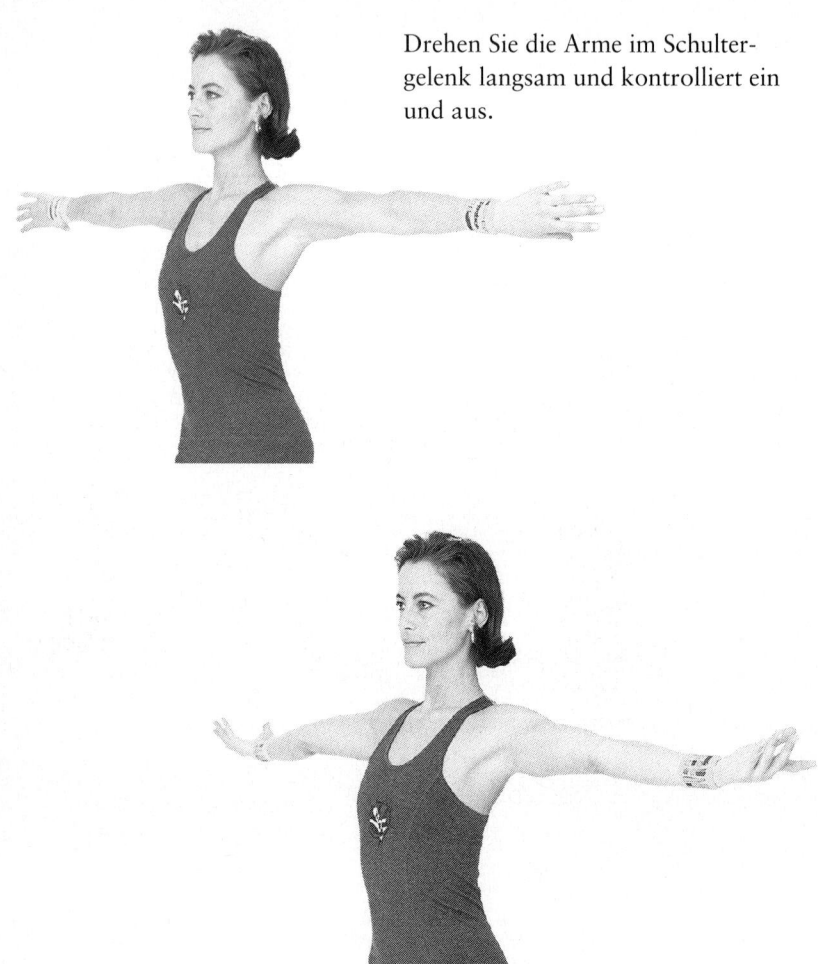

Drehen Sie die Arme im Schultergelenk langsam und kontrolliert ein
und aus.

	Stufe 1	Stufe 2
Wdh.	8–10	8–10
Pause	15 sec	15 sec
Wdh.	8–10	8–10
Pause	–	15 sec
Wdh.	–	8–10

Halten Sie die Arme in Brusthöhe gebeugt vor dem Körper.
Führen Sie die Arme nach außen,
und drehen Sie dabei die Hände.
Achten Sie darauf, daß die
Ellbogen immer in Schulterhöhe bleiben.

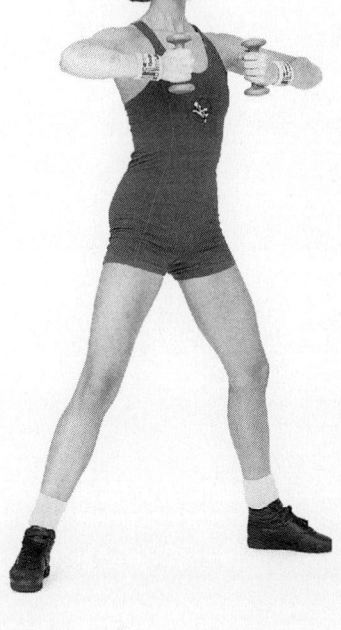

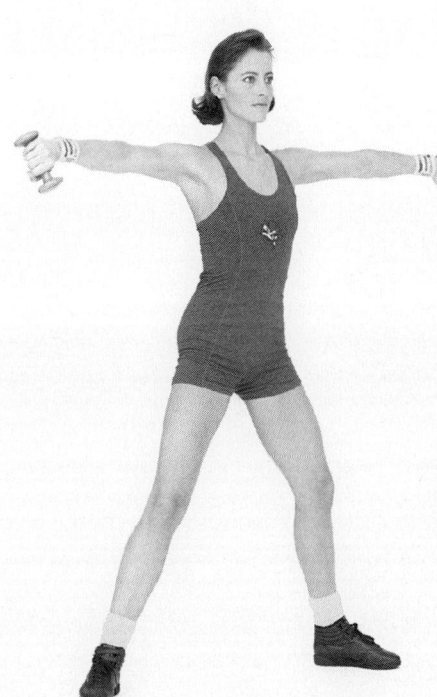

Variation
Diese Übung auch mit leichten
Zusatzgewichten durchführen.

	Stufe 1	Stufe 2
Wdh.	8–10	8–10
Pause	15 sec	15 sec
Wdh.	8–10	8–10
Pause	–	15 sec
Wdh.	–	8–10

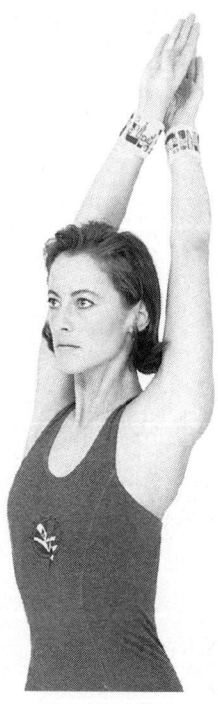

Strecken Sie die Arme hinter Ihrem Kopf nach oben. Die gestreckten Arme werden im ständigen Wechsel in kleinen Bewegungen gekreuzt.

Variation
Die Übung auch vor dem Körper in verschiedenen Höhen durchführen.

	Stufe 1	Stufe 2
Wdh.	8–10	8–10
Pause	–	15 sec
Wdh.	–	8–10

Leichter Grätschstand:
Beugen Sie den Rücken
gerade nach vorn, die ge-
streckten Arme werden
gekreuzt und wieder zurückgeführt. Achten Sie darauf,
daß Sie die Schulter-Arm-
muskulatur ständig ange-
spannt halten.

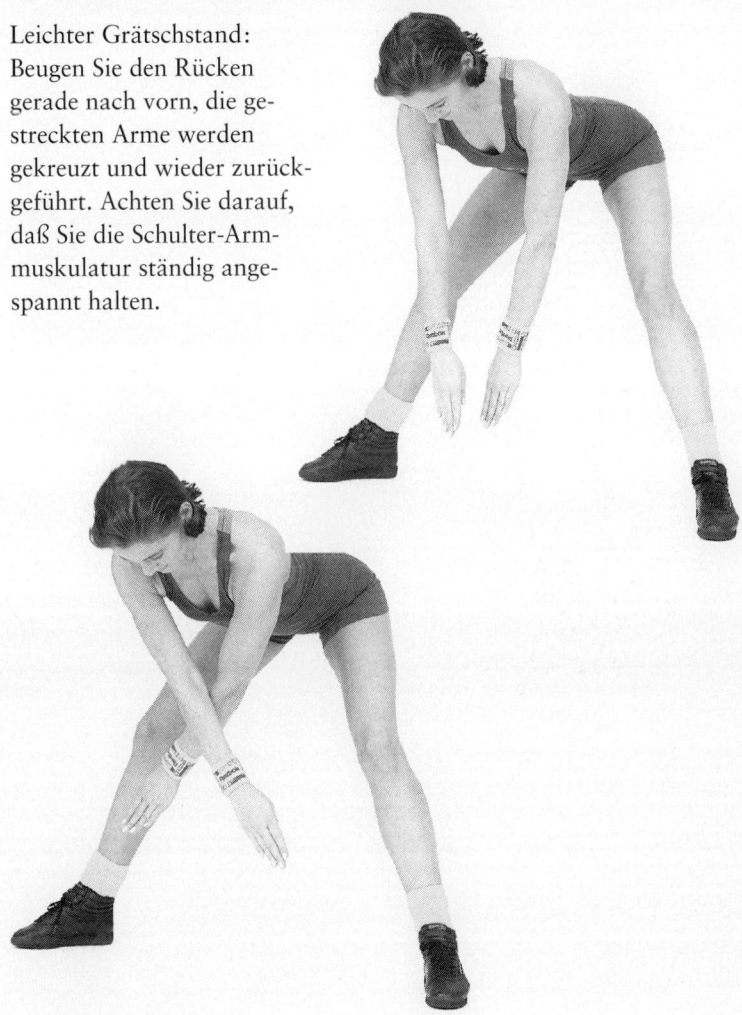

	Stufe 1	Stufe 2
Wdh.	8–10	8–10
Pause	10 sec	10 sec
Wdh.	8–10	8–10
Pause	–	10 sec
Wdh.	–	8–10

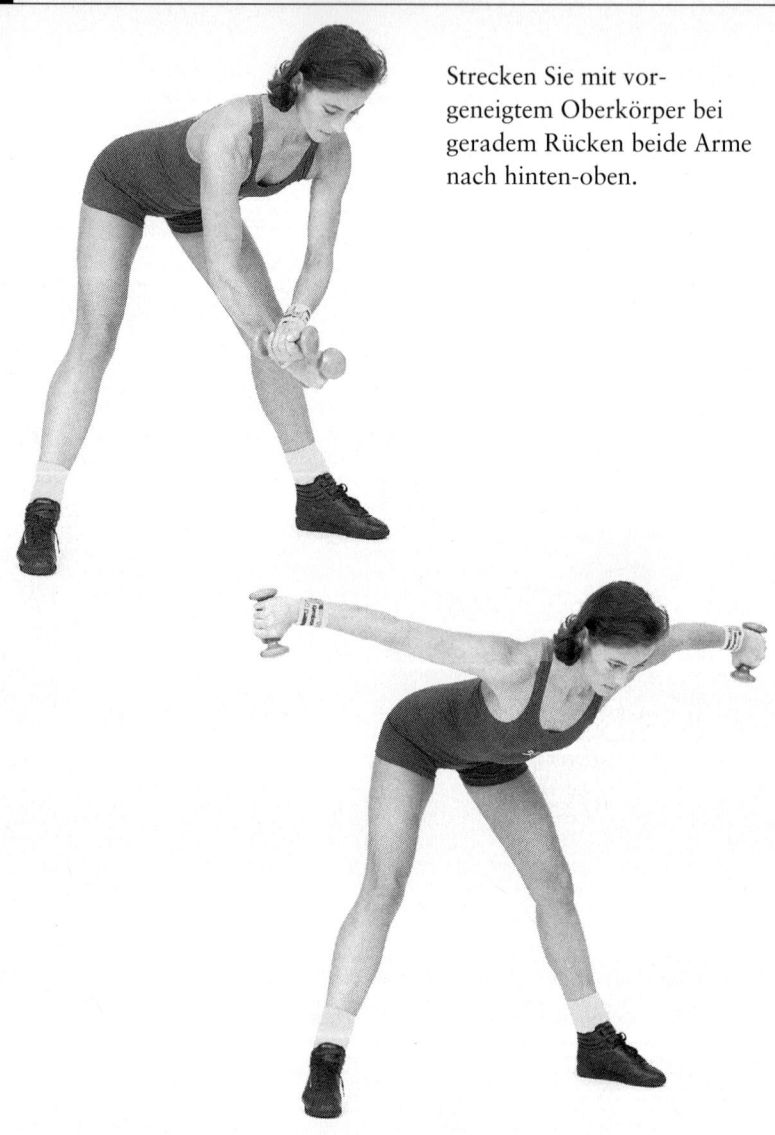

Strecken Sie mit vor-
geneigtem Oberkörper bei
geradem Rücken beide Arme
nach hinten-oben.

	Stufe 1	Stufe 2
Wdh.	8–10	8–10
Pause	–	15 sec
Wdh.	–	8–10

Strecken Sie bei vor-
geneigtem Oberkörper
die Arme nach unten.
Schließen Sie die Hände
zur Faust, und ziehen Sie
die Ellbogen maximal
nach hinten-oben.

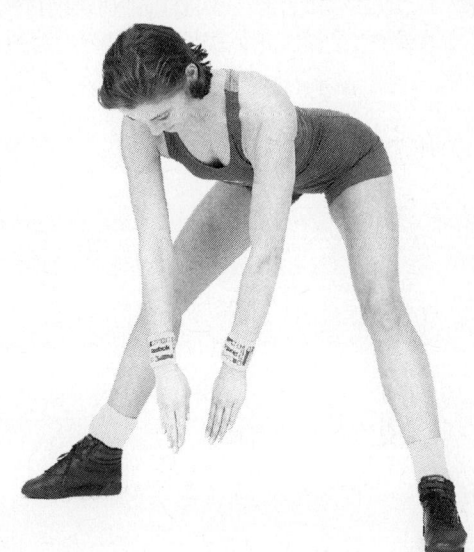

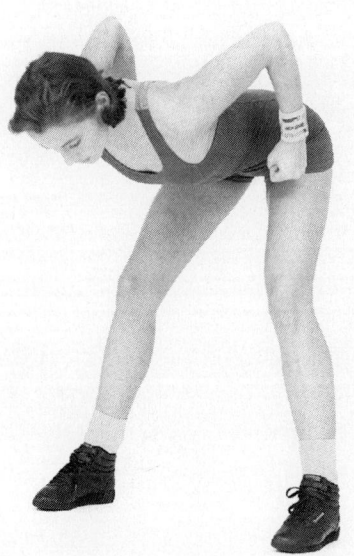

	Stufe 1	Stufe 2
Wdh.	8–10	8–10
Pause	15 sec	15 sec
Wdh.	8–10	8–10
Pause	–	15 sec
Wdh.	–	8–10

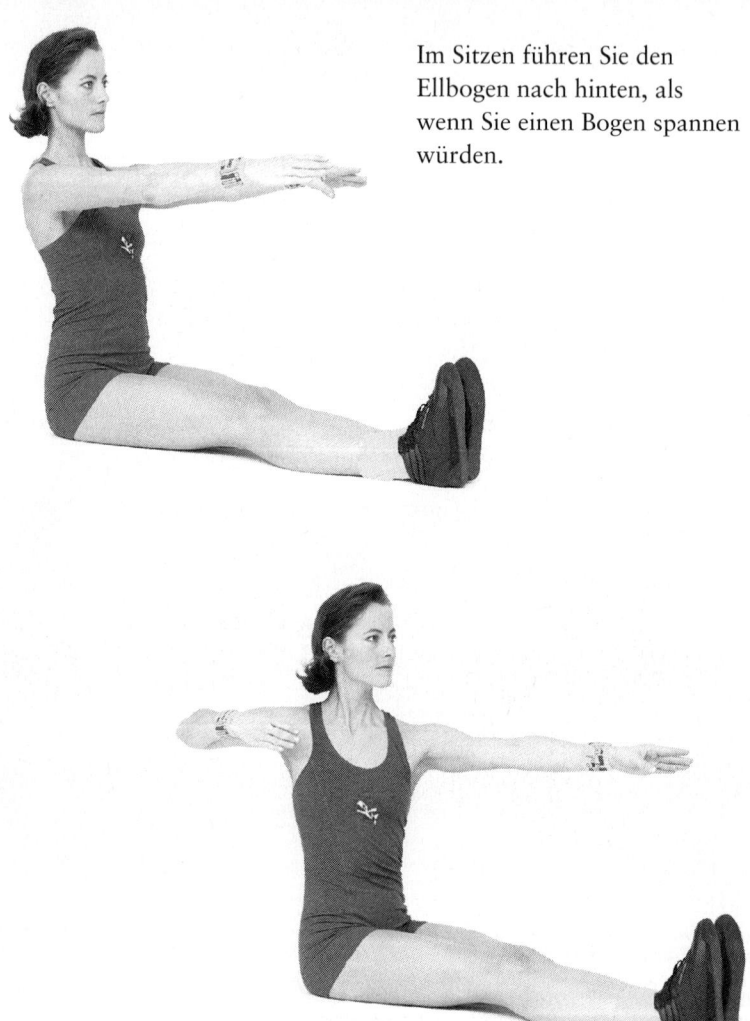

Im Sitzen führen Sie den
Ellbogen nach hinten, als
wenn Sie einen Bogen spannen
würden.

	Stufe 1	Stufe 2
Wdh.	8–10	8–10
Pause	15 sec	15 sec
Wdh.	8–10	8–10
Pause	–	15 sec
Wdh.	–	8–10

Strecken Sie gegen den Widerstand des Bandes den Arm,
bringen Sie ihn möglichst weit
nach hinten.

Variationen
– Für einige Sekunden in der
  Endposition bleiben.
– Jeweils für einige Sekunden in
  verschiedenen Armpositionen
  bleiben.

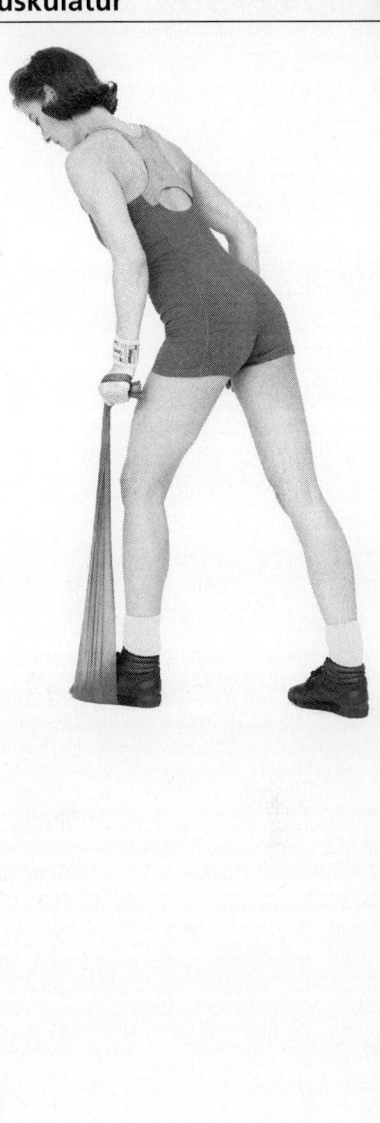

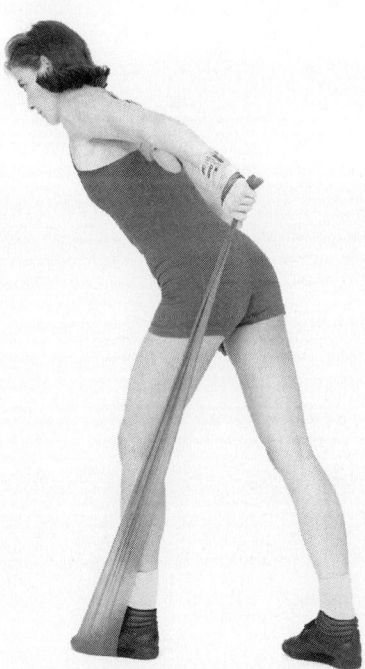

	Stufe 1	Stufe 2
Wdh.	8–10	8–10
Pause	–	15 sec
Wdh.	–	8–10

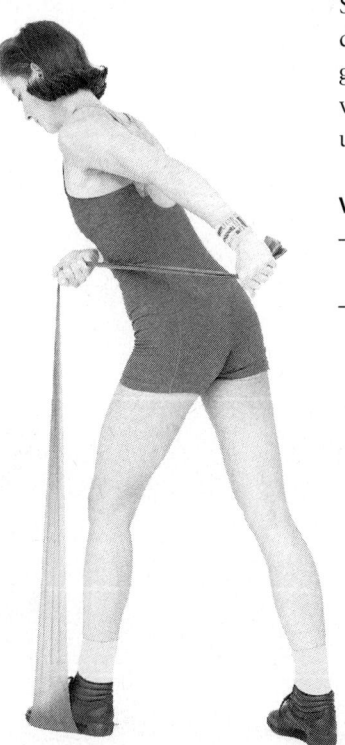

Stellen Sie sich mit dem Fuß auf
das Band, und bringen Sie nun den
gestreckten linken Arm maximal
weit nach hinten. Die rechte Hand
umfaßt und fixiert das Band.

Variationen
– Für einige Sekunden in der
 Endposition bleiben.
– Jeweils für einige Sekunden in
 verschiedenen Armpositionen
 bleiben.

	Stufe 1	Stufe 2
Wdh.	8–10	8–10
Pause	–	15 sec
Wdh.	–	8–10

Schrittstand, eine Hand ist
auf das linke Kniegelenk
gestützt, die andere Hand
wird mit einer Hantel
vollständig nach hinten
geführt und wieder zurück.
Das Tempo der Bewegung
ist gleichmäßig und
kontrolliert.

Variation
In der gestreckten Position
mit maximaler Anspan-
nung halten.

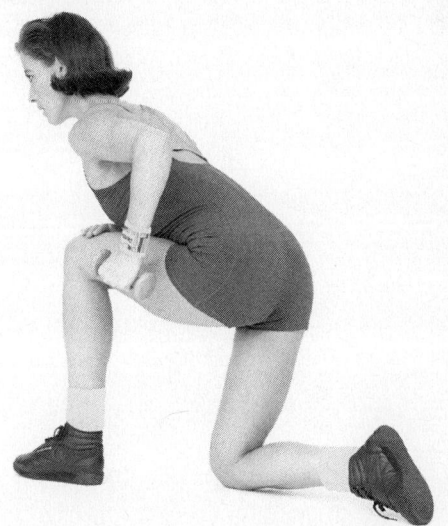

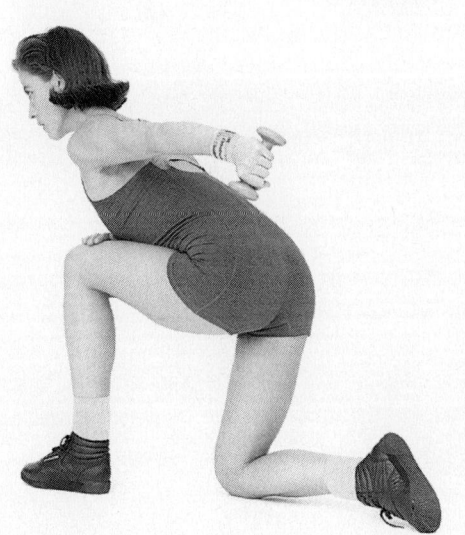

	Stufe 1	Stufe 2
Wdh.	8–10	8–10
Pause	–	15 sec
Wdh.	–	8–10

Heben Sie das Gesäß an, so daß ein
großer Teil des Körpergewichts auf
Ihren Händen ruht.

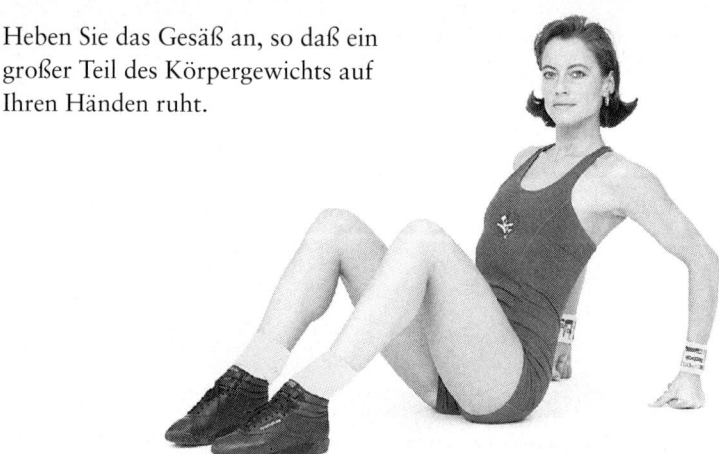

Variationen
– In der abgehobenen Position
  Ihre Ellbogen beugen und
  strecken.
– Jeweils für einige Sekunden in
  einer oberen, einer mittleren
  und einer unteren Position
  bleiben.

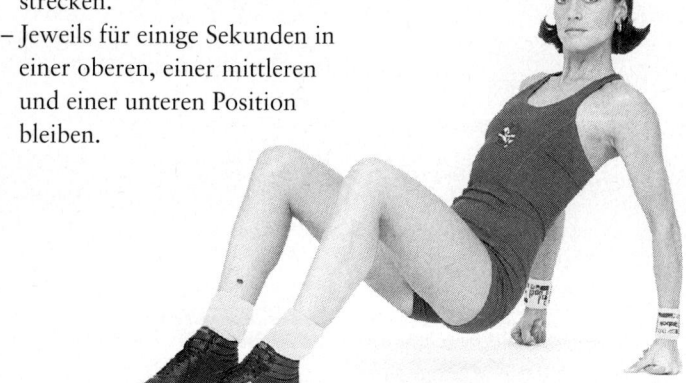

	Stufe 1	Stufe 2
Wdh.	8–10	8–10
Pause	–	15 sec
Wdh.	–	8–10

Ein Fuß setzt mit der Ferse auf das andere Knie.
Strecken und beugen Sie die Arme.

Variation

Jeweils für einige Sekunden in einer oberen, einer mittleren
und einer unteren Position bleiben.

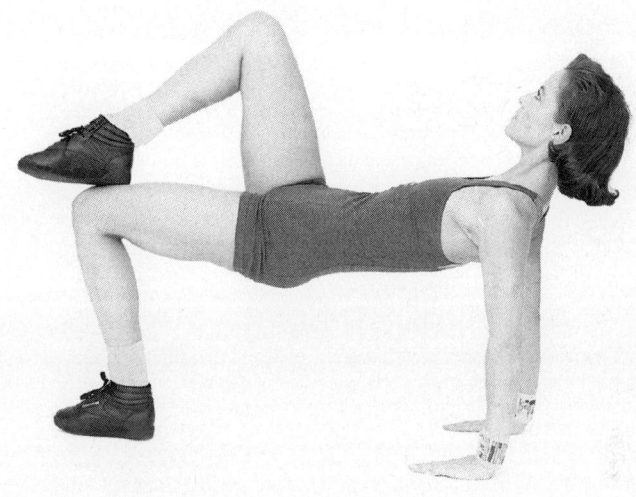

	Stufe 1	Stufe 2
Wdh.	8–10	8–10
Pause	–	30 sec
Wdh.	–	8–10

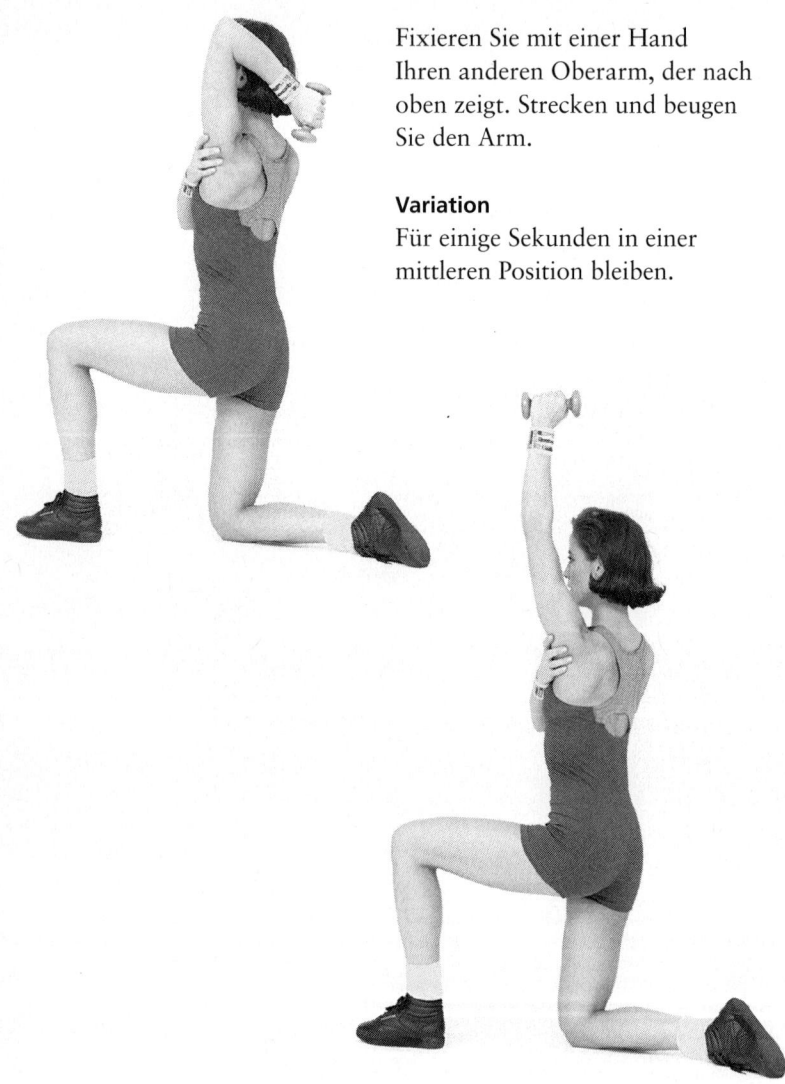

Fixieren Sie mit einer Hand
Ihren anderen Oberarm, der nach
oben zeigt. Strecken und beugen
Sie den Arm.

Variation
Für einige Sekunden in einer
mittleren Position bleiben.

	Stufe 1	Stufe 2
Wdh.	8–10	8–10
Pause	–	10 sec
Wdh.	–	8–10

Stützen Sie Ihre Hände in Schulterhöhe gegen eine Wand,
und beugen und strecken Sie die Arme. Durch die Veränderung des
Abstandes zwischen Füßen und Wand variieren Sie die Intensität
der Übung.

Variation
Während der Beugung und Streckung betont den rechten
oder linken Arm einsetzen.

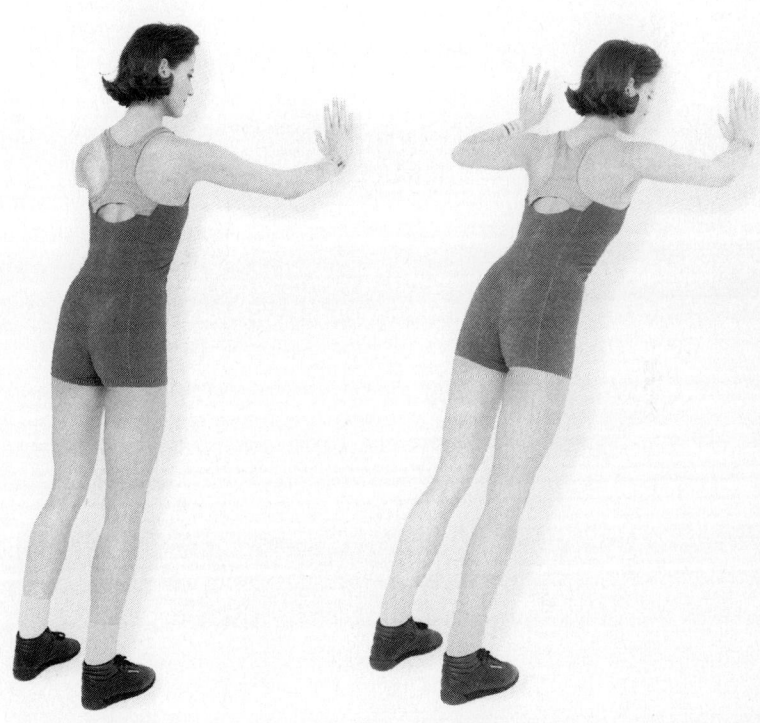

	Stufe 1	Stufe 2
Wdh.	8–10	8–10
Pause	–	20 sec
Wdh.	–	8–10

Stützen Sie sich mit leicht nach innen gedrehten Händen auf; die Beine liegen knapp oberhalb der Knie auf; der Rücken ist gerade. Beugen und strecken Sie die Arme.

Variationen
– Für einige Sekunden in der unteren Stellung bleiben, bevor Sie wieder nach oben kommen.
– Jeweils für einige Sekunden in einer oberen, einer mittleren und einer unteren Position bleiben.

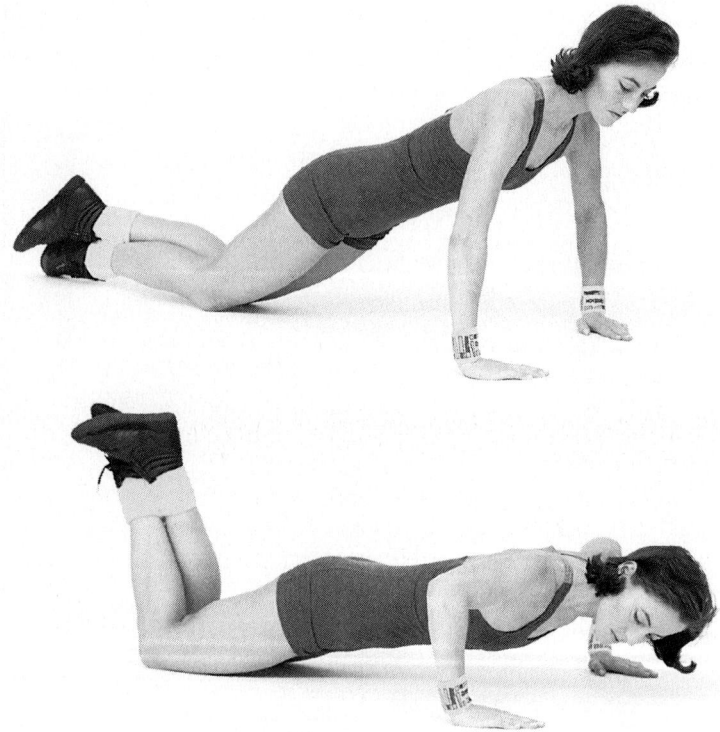

	Stufe 1	Stufe 2
Wdh.	8–10	8–10
Pause	–	30 sec
Wdh.	–	8–10

Drehen Sie Ihre Hände leicht nach innen; setzen Sie mit einer Verdrehung des Körpers im Wechsel die linke und die rechte Hüfte auf den Boden auf.

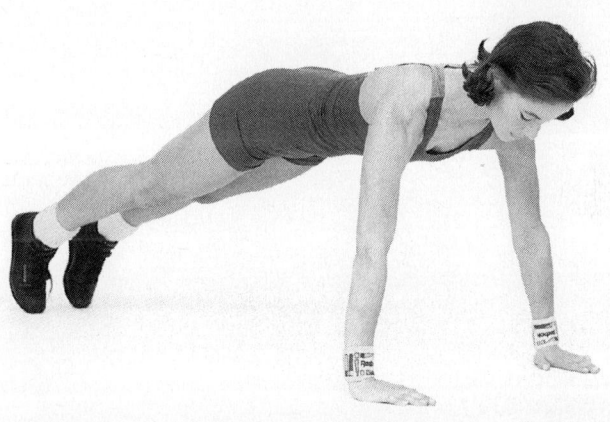

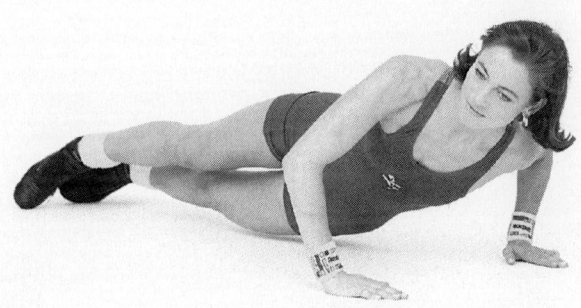

	Stufe 1	Stufe 2
Wdh.	8–10	8–10
Pause	–	30 sec
Wdh.	–	8–10

Seitlage: Umfassen Sie mit der Hand des unteren Armes Ihre Hüfte. Der andere Arm bringt Ihren Oberkörper nach oben.

Variationen
– Für einige Sekunden in der oberen Stellung bleiben.
– Jeweils für einige Sekunden in einer oberen, einer mittleren und einer unteren Position bleiben.

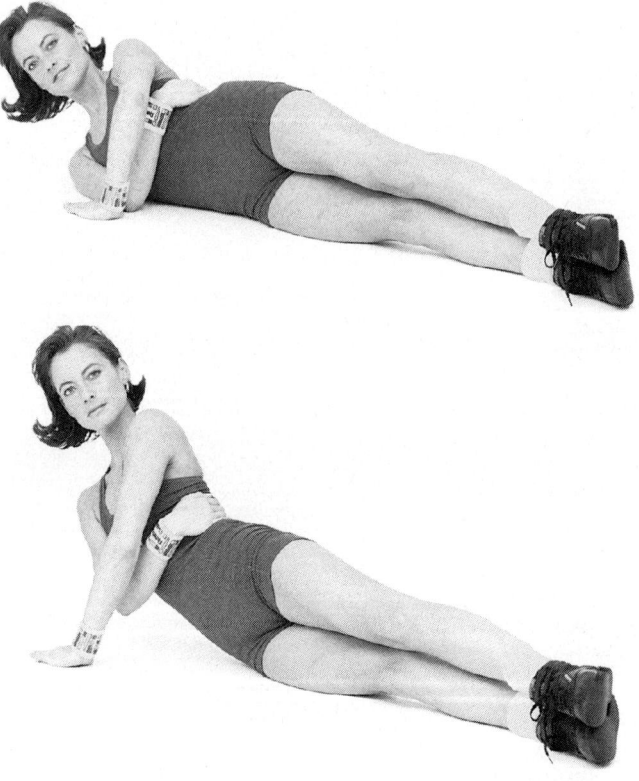

	Stufe 1	Stufe 2
Wdh.	8–10	8–10
Pause	–	30 sec
Wdh.	–	8–10

Durch Druck des einen Arms richten Sie sich seitlich auf,
der andere Arm wird dabei mit einer leichten Innendrehung
angehoben.

Variation
Jeweils für einige Sekunden in einer oberen, einer mittleren
und einer unteren Position bleiben.

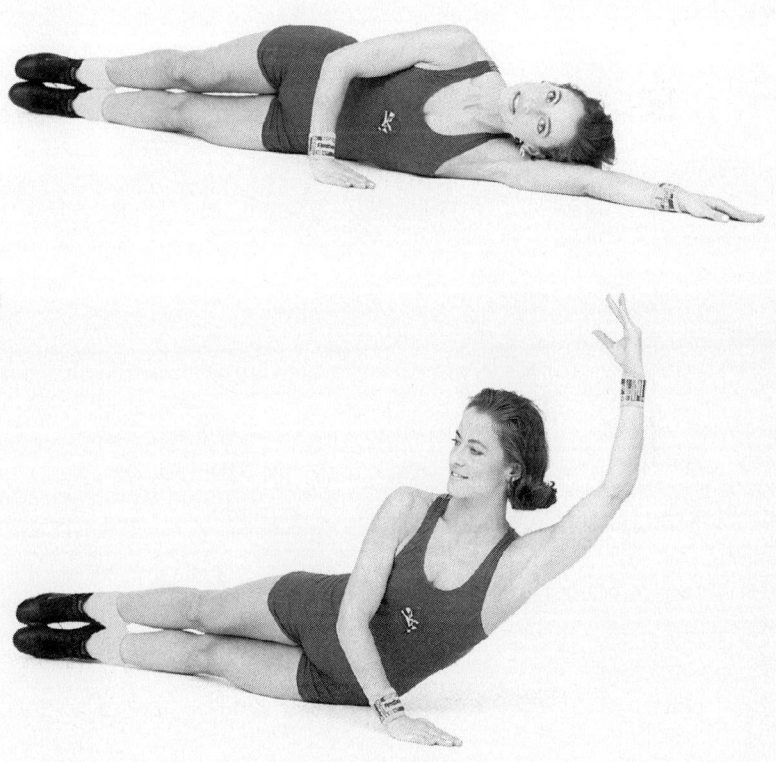

	Stufe 1	Stufe 2
Wdh.	8–10	8–10
Pause	–	30 sec
Wdh.	–	8–10

Der Oberkörper ist leicht abgehoben, strecken Sie die Arme seitlich aus, und drehen Sie sie im Schultergelenk.

Variationen
– Führen Sie die seitlich gestreckten Arme seitlich nach vorne und nach hinten.
– Beschreiben Sie mit den gestreckten Armen leichte Kreise vor- und rückwärts.

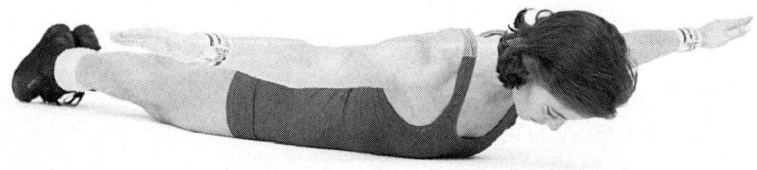

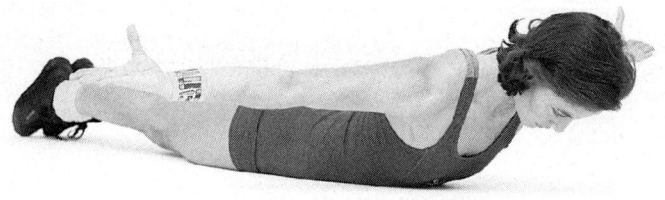

	Stufe 1	Stufe 2
Wdh.	8–10	8–10
Pause	–	10 sec
Wdh.	–	8–10

Die Hände der gestreckten Arme umfassen sich hinter dem Rücken.
Bringen Sie die Arme weit nach hinten-oben, und heben Sie gleichzeitig den Oberkörper leicht an.

Variation
In der Endposition für einige Sekunden verharren.

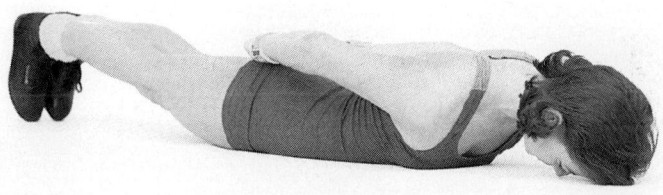

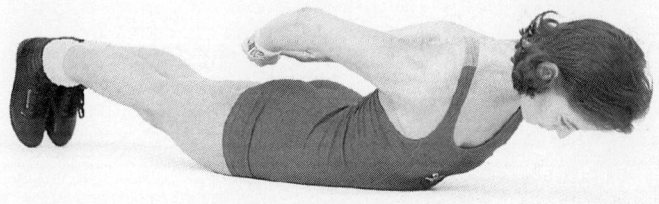

	Stufe 1	Stufe 2
Wdh.	8–10	8–10
Pause	–	10 sec
Wdh.	–	8–10

Strecken Sie die Arme nach vorn auf den Boden,
und heben Sie abwechselnd den rechten und den linken Arm ab.

Variation
Verharren Sie für einige Sekunden in der Endposition.

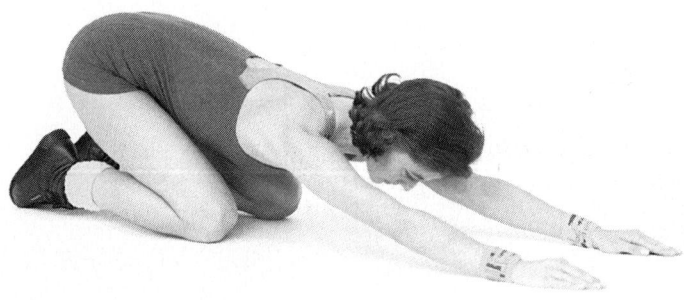

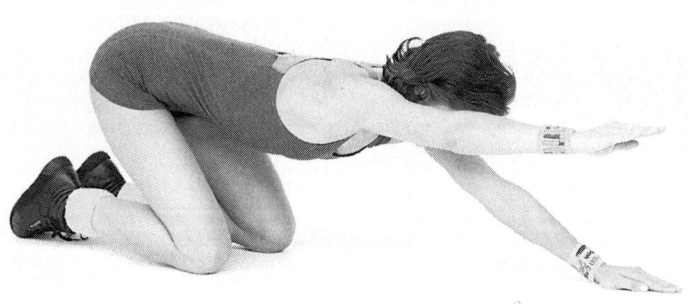

	Stufe 1	Stufe 2
Wdh.	8–10	8–10
Pause	–	15 sec
Wdh.	–	8–10

Strecken Sie die Arme nach vorn, heben Sie abwechselnd den einen und den anderen Arm, und verdrehen Sie dabei Ihren Oberkörper.

Variationen
– Halten Sie die Endstellung für einige Sekunden.
– Federn Sie mit dem Arm einige Male in der Endstellung auf und ab.

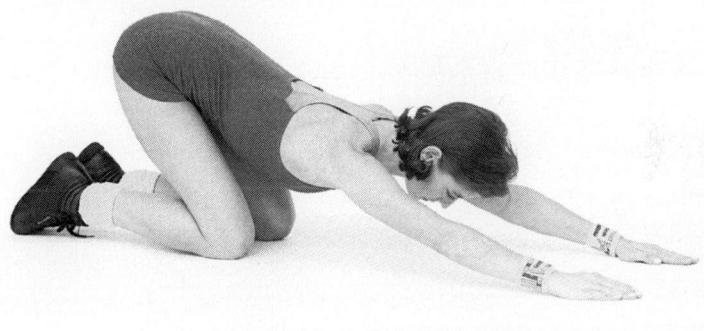

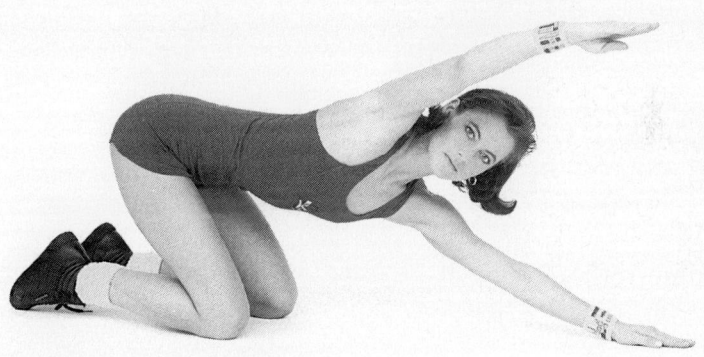

	Stufe 1	Stufe 2
Wdh.	8–10	8–10
Pause	–	15 sec
Wdh.	–	8–10

Bringen Sie aus der Ausgangsposition die Arme gerade so weit
nach vorne, daß Sie sie aus eigener Kraft wieder zurückziehen können.
Nun bringen Sie abwechselnd den rechten und linken Arm möglichst
weit nach vorn und wieder zurück.

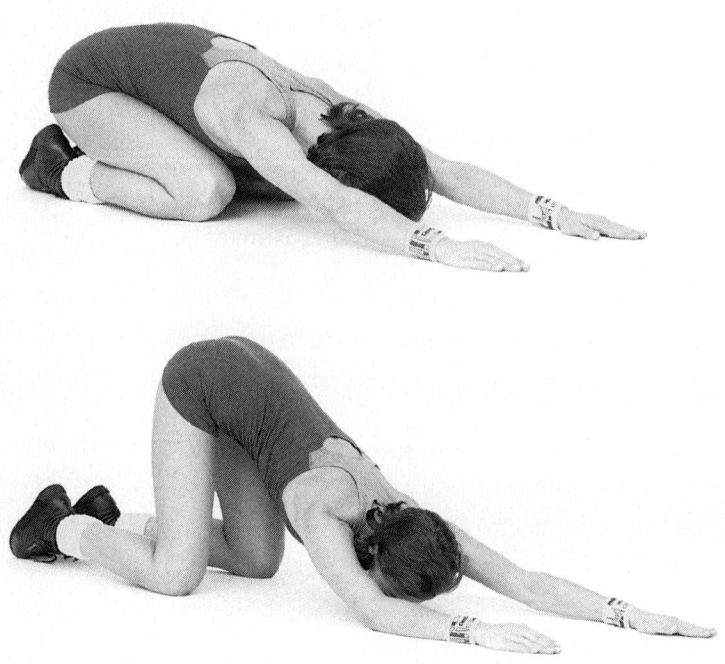

	Stufe 1	Stufe 2
Wdh.	8–10	8–10
Pause	–	15 sec
Wdh.	–	8–10

Heben Sie den Oberkörper und die nach vorn gestreckten Arme an, betonen Sie dabei den Armeinsatz.

Variation
In der Endposition für einige Sekunden halten.

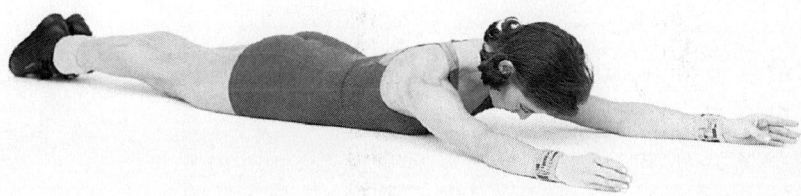

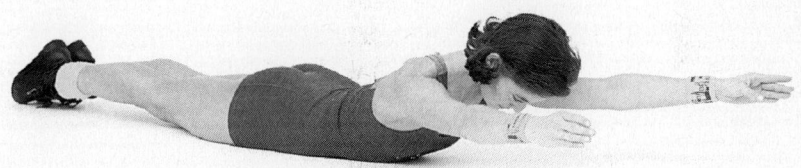

	Stufe 1	Stufe 2
Wdh.	8–10	8–10
Pause	–	10 sec
Wdh.	–	8–10

Der seitlich abgespreizte Arm
wird gestreckt nach oben und
wieder zurück geführt. Versuchen
Sie, die Bewegung gleichmäßig und
kontrolliert durchzuführen, und
behalten Sie bewußt die Spannung
in der Schulter-Arm-Muskulatur
bei.

Variation
Die Arme im Wechsel oder gleichzeitig nach oben führen.

	Stufe 1	Stufe 2
Wdh.	8–10	8–10
Pause	–	15 sec
Wdh.	–	8–10

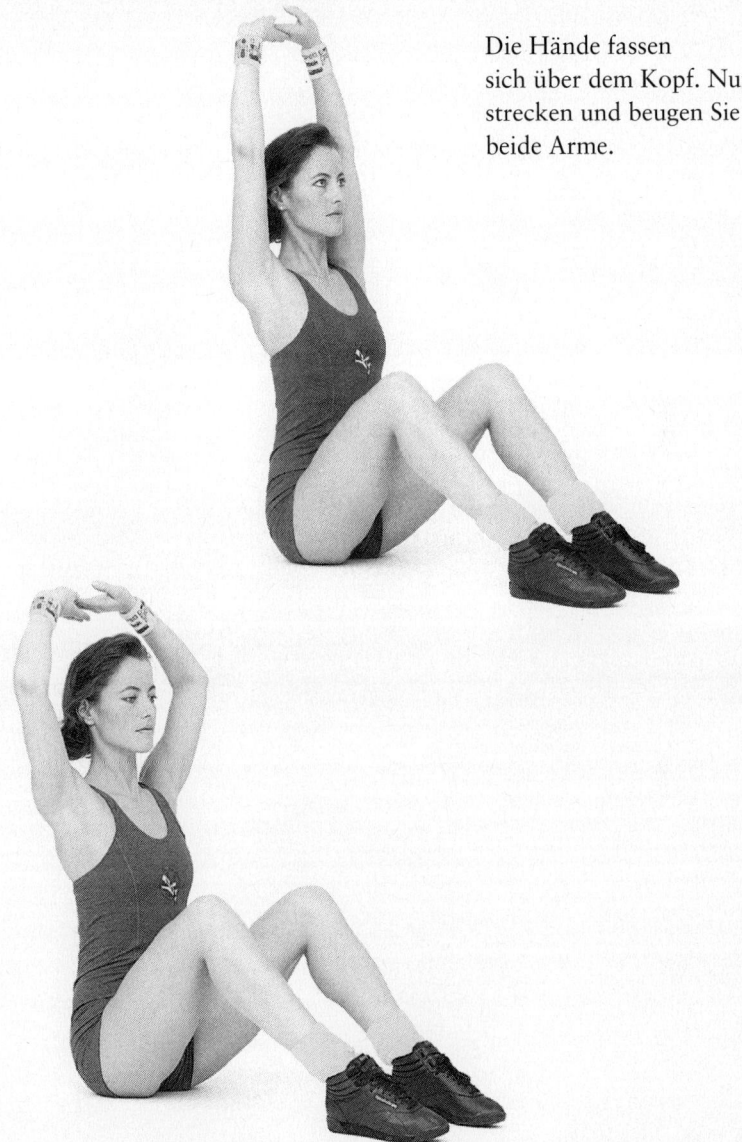

Die Hände fassen
sich über dem Kopf. Nun
strecken und beugen Sie
beide Arme.

Neigen Sie den Oberkörper mit
geradem Rücken nach vorn. Die
Arme sind gestreckt. Federn Sie die
Arme im Schultergelenk nach
vorn-oben.

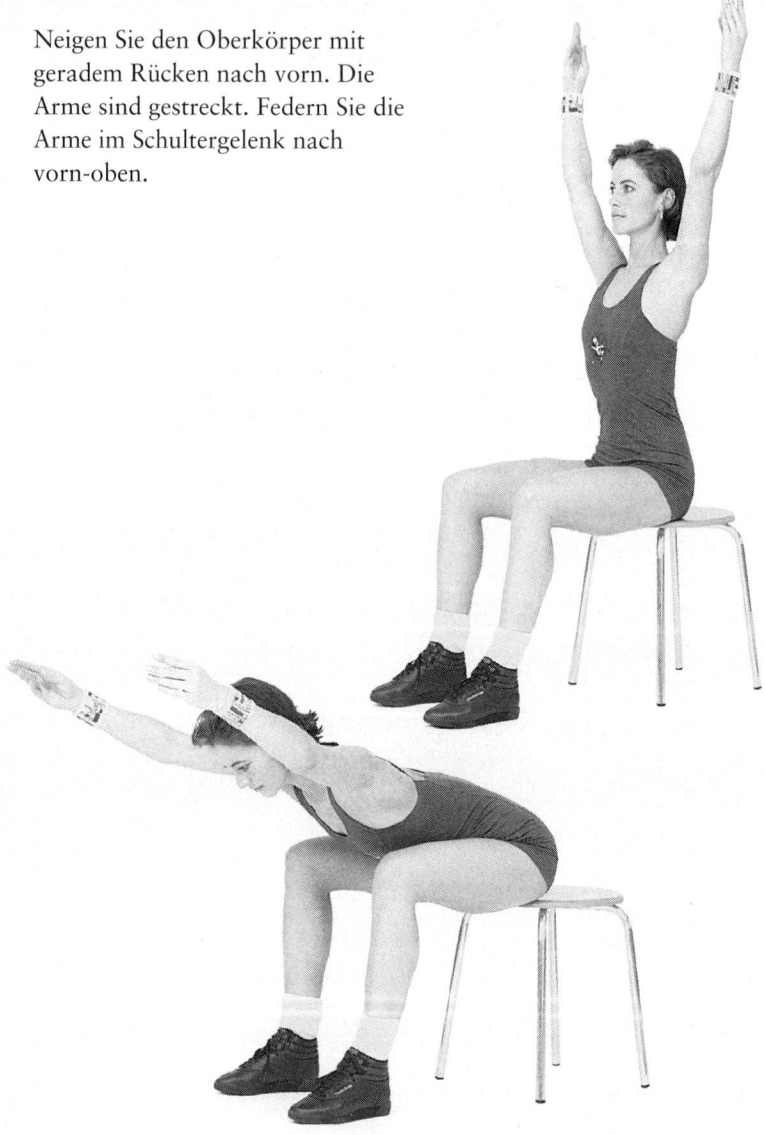

Stufe 1 Stufe 2

Wdh.   8–10   15–20

Beugen Sie leicht die Knie, und neigen Sie den Oberkörper nach vorn, die leicht gebeugten Arme werden nach vorn gehalten. Als wenn Sie etwas vor sich greifen wollten, strecken Sie abwechselnd den linken und den rechten Arm ganz nach vorn.

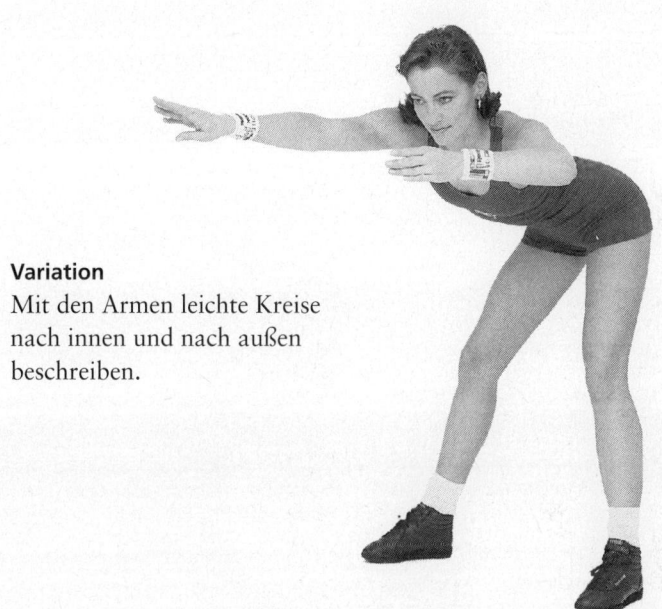

Variation
Mit den Armen leichte Kreise nach innen und nach außen beschreiben.

	Stufe 1	Stufe 2
Wdh.	8–10	8–10
Pause	–	15 sec
Wdh.	–	8–10

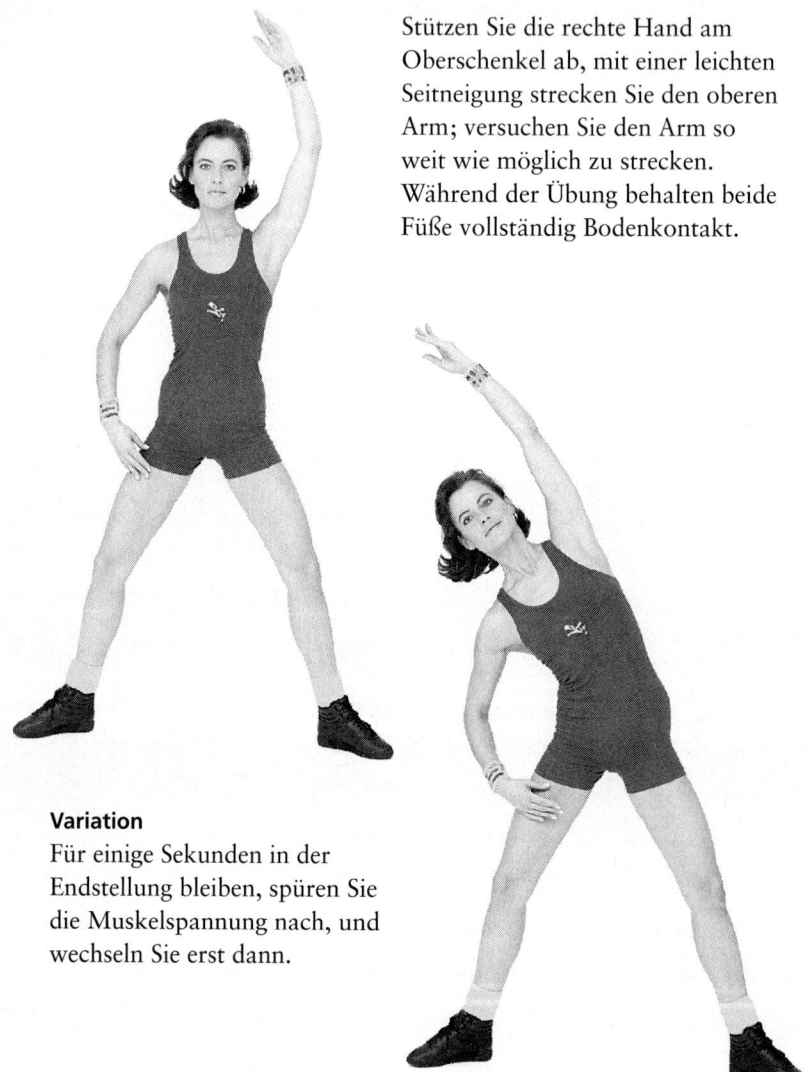

Stützen Sie die rechte Hand am Oberschenkel ab, mit einer leichten Seitneigung strecken Sie den oberen Arm; versuchen Sie den Arm so weit wie möglich zu strecken. Während der Übung behalten beide Füße vollständig Bodenkontakt.

Variation
Für einige Sekunden in der Endstellung bleiben, spüren Sie die Muskelspannung nach, und wechseln Sie erst dann.

	Stufe 1	Stufe 2
Wdh.	8–10	15–20

Strecken Sie abwechselnd Ihren
rechten und linken Arm möglichst
weit zur Decke. Ihr Oberkörper
bleibt gerade; kippen Sie nicht zur
Seite.

	Stufe 1	Stufe 2
Wdh.	8–10	15–20

Cool-down

Um sich nach dem sicher recht anstrengenden Training wieder geistig und körperlich zu regenerieren, sollten Sie die Cool-down-Übungen immer durchführen. Sie dienen zur Erholung und zum Ausschwemmen von Stoffwechselprodukten und dürfen auf keinen Fall mit einer so hohen Intensität durchgeführt werden, daß Sie sich anschließend erschöpft und müde fühlen. Erholen Sie sich während der Übungen! Hören Sie, besonders während der entspannenden Dehnübungen, in Ihren Körper hinein. Beenden Sie das *Bodytrainer*-Programm so, daß Sie schon Lust auf das nächste Mal verspüren.

1– 3 Po und Beine

4– 6 Bauch, Taille, Hüfte

7–11 Brust und Arme

Gehen Sie in den weiten vorderen Ausfallschritt.
Das hintere Bein ist gestreckt. Drücken Sie das Becken
zum Boden.

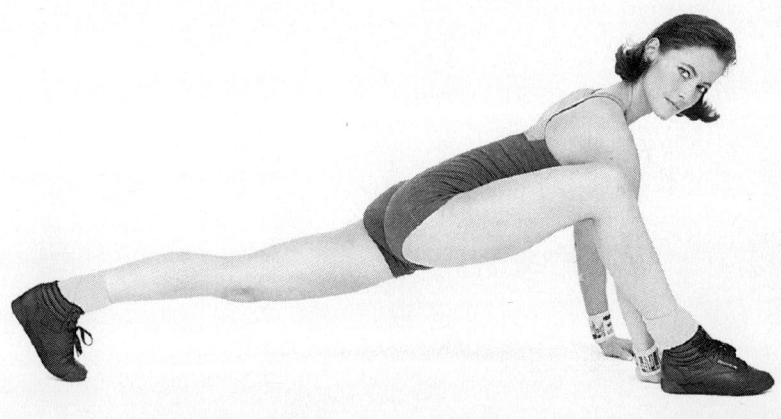

Übungsdauer	Pausen
3mal 30 sec	20sec

Umfassen Sie mit beiden Händen den linken Oberschenkel
und drücken mit dem rechten Ellbogen das rechte Knie nach vorne.
Ziehen Sie den linken Oberschenkel nun so weit zum Körper, bis
Sie ein deutliches Spannungsgefühl im rechten Bein und im Po
verspüren.

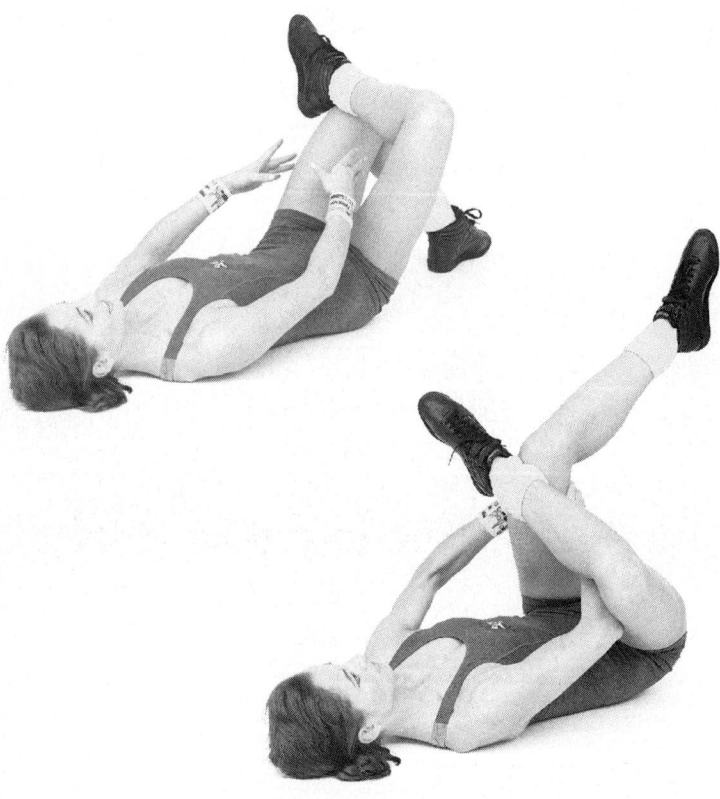

Übungsdauer	Pausen
3mal 20 sec	20 sec

Ziehen Sie mit der rechten Hand den rechten Fuß zum Po, der ganze Körper bleibt in einer Linie. Kippen Sie nicht Ihr Becken, atmen Sie ruhig und gleichmäßig durch, versuchen Sie die Dehnstellung bei jedem Ausatmen etwas zu erweitern. Verspüren Sie eine deutliche Spannung im vorderen Oberschenkel? Dann machen Sie die Übung richtig. Wechseln Sie nach ca. 20 Sekunden das Bein und dehnen Sie jeweils dreimal.

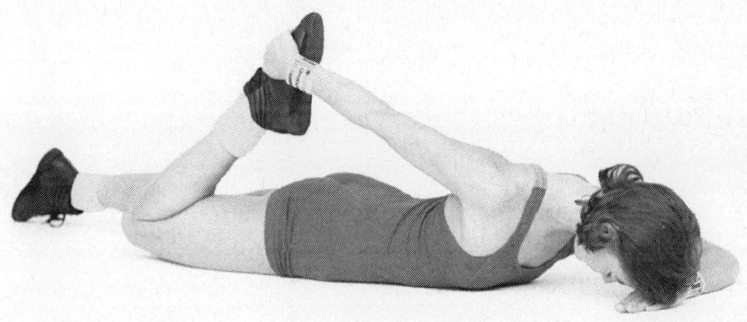

Übungsdauer	Pausen
3mal 20 sec	20sec

Die Hände fassen sich hinter dem Rücken;
bei gleichzeitigem Rumpfvorbeugen führen Sie sie nun leicht
nach hinten-oben.

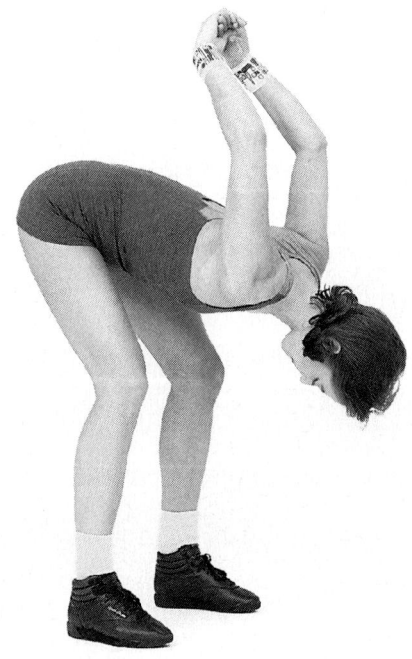

Übungsdauer	Pausen
3mal 20 sec	20 sec

Ausgangsstellung. Heben Sie das Gesäß, und rutschen Sie mit Ihrem
Oberkörper nach vorn. Spüren Sie ganz bewußt die Dehnung im
Brust-, Arm- und Schulterbereich.

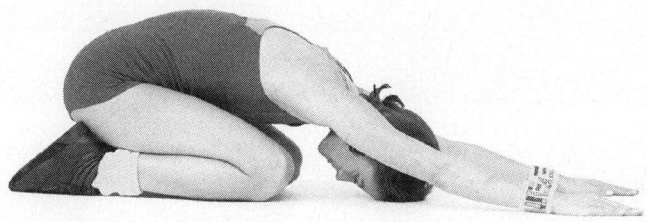

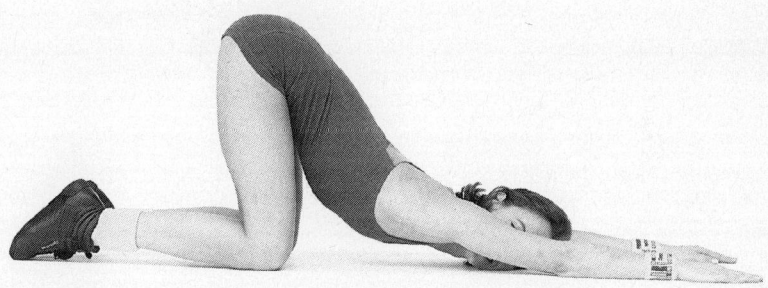

Übungsdauer	Pausen
3mal 20 sec	20sec

Umfassen Sie mit den Händen die Schienbeine, Ihre Schulterpartie lassen Sie so weit wie möglich nach vorne fallen. Spüren Sie bewußt die Entspannung im Schulter-Nackenbereich.

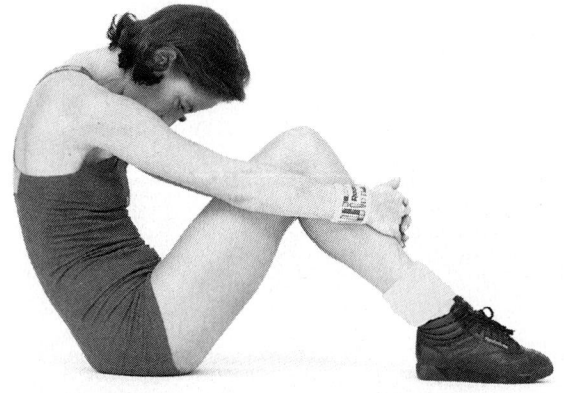

Übungsdauer	Pausen
3mal 30 sec	20 sec

Ziehen Sie die Beine maximal zum Körper.
Umfassen Sie die Schienbeine und ziehen Sie den Kopf zu den Knien.
Verbleiben Sie für einige Zeit in Stellung; spüren Sie ganz bewußt
die entspannende Wirkung der Übung.

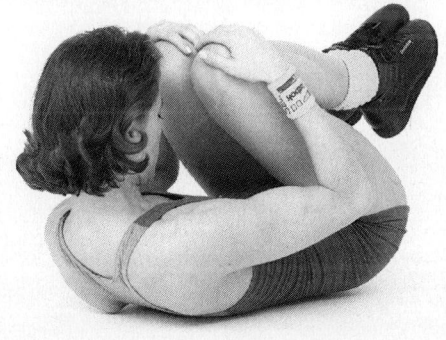

Übungsdauer	Pausen
3mal 30 sec	20sec

Senken Sie die Knie abwechselnd nach links und rechts.
Behalten Sie während der gesamten Übung mit den Schultern
Kontakt zum Boden.

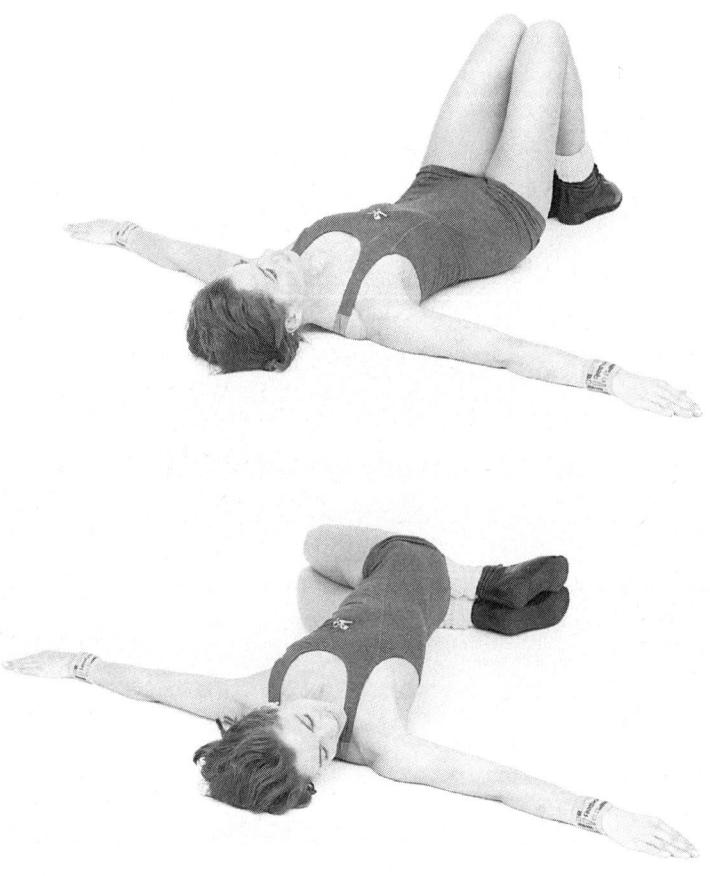

Übungsdauer	Pausen
3mal 30 sec	20 sec

Legen Sie sich mit dem oberen Teil des Rückens auf ein Kissen oder
eine andere weiche Unterlage. Strecken Sie die Arme, und spüren Sie
der Dehnung Ihrer Muskulatur nach. Versuchen Sie, sich ganz
bewußt zu entspannen.

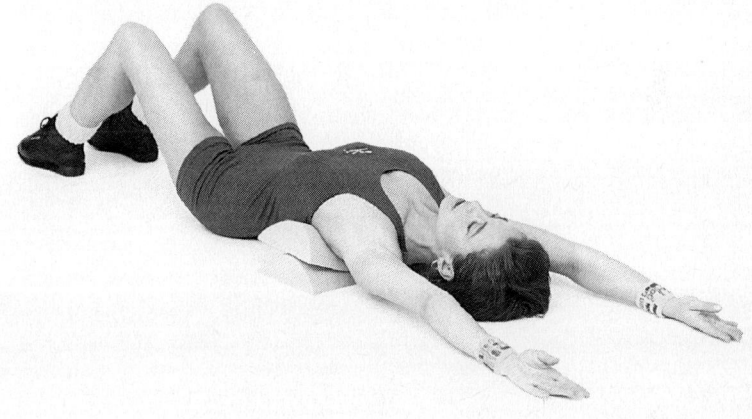

Übungsdauer	Pausen
3mal 30 sec	20sec

Neigen Sie sich langsam nach links und rechts, bis Sie eine
deutliche seitliche Dehnung spüren.

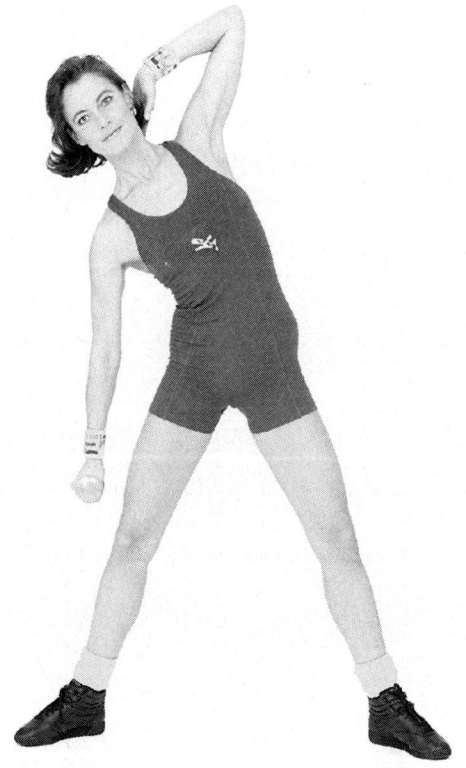

Übungsdauer	Pausen
3mal 30 sec	20 sec

Übungsprogramme

Po und Beine

Programme für Stufe 1

Das 10-Minuten-Programm für Anfänger

Warm-up	Der Bodytrainer	Cool-down
1	1	2
2	4	3
9	5	
	16	
	22	
	25	
	34	
	46	
	48	

Das 20-Minuten-Programm für Anfänger

Warm-up	Der Bodytrainer			Cool-down
1	1	16	34	1
2	2	17	35	2
3	4	20	41	3
9	5	22	46	
	7	24	48	
	10	25	49	
	12	28		

Programme für Stufe 2

Das 20-Minuten-Programm für Fortgeschrittene

Warm-up	Der Bodytrainer		Cool-down
1	2	24	1
2	3	27	2
3	4	30	3
9	13	33	
	14	35	
	18	46	
	23	49	

Das 30-Minuten-Programm für Fortgeschrittene

Warm-up	Der Bodytrainer			Cool-down
1	2	17	33	1
2	3	18	35	2
3	4	23	36	3
7	6	24	37	
8	9	25	44	
9	11	27	46	
	13	28	47	
	14	30	49	
	15	31		

Programme für Stufe 2

Das 45-Minuten-Programm für Fortgeschrittene

Warm-up	Der Bodytrainer				Cool-down
1	2	18	29	39	1
2	4	19	30	40	2
3	6	20	31	41	3
4	11	23	33	43	
6	12	24	34	44	
7	13	25	35	45	
8	14	26	36	46	
9	15	27	37	47	
	17	28	38	49	

Bauch, Taille, Hüfte

Programme für Stufe 1

Das 10-Minuten-Programm für Anfänger

Warm-up	Der Bodytrainer	Cool-down
1	1	5
2	5	7
11	8	8
	15	
	26	
	32	
	38	
	43	

Das 20-Minuten-Programm für Anfänger

Warm-up	Der Bodytrainer		Cool-down
1	1	25	5
2	5	26	7
5	8	31	8
11	9	32	
	10	38	
	15	39	
	20	43	
	23		

Programme für Stufe 2

Das 20-Minuten-Programm für Fortgeschrittene

Warm-up	Der Bodytrainer		Cool-down
1	2	25	5
2	3	27	7
4	4	29	8
5	6	31	9
7	11	33	
11	14	41	
	19	42	
	22		

Das 30-Minuten-Programm für Fortgeschrittene

Warm-up	Der Bodytrainer			Cool-down
1	2	14	31	5
2	3	17	33	7
4	4	19	41	8
5	6	22	42	9
6	7	25		
10	11	27		
11	13	29		
12				

Programme für Stufe 2

Das 45-Minuten-Programm für Fortgeschrittene

Warm-up	Der Bodytrainer				Cool-down
1	2	13	27	40	5
2	3	14	29	41	7
4	4	16	30	42	8
6	5	17	31		9
7	6	18	34		10
8	7	21	36		
9	8	24	37		
10	11	25	39		
12	12	26			

Brust und Arme

Programme für Stufe 1

Das 10-Minuten-Programm für Anfänger

Warm-up	Der Bodytrainer	Cool-down
1	3	5
4	11	6
6	15	
11	16	
	21	
	22	
	29	
	32	
	45	

Das 20-Minuten-Programm für Anfänger

Warm-up	Der Bodytrainer		Cool-down
1	1	16	5
4	2	21	6
7	3	22	9
10	7	25	
11	8	29	
12	11	32	
	12	45	
	14		

Programme für Stufe 2

Das 20-Minuten-Programm für Fortgeschrittene

Warm-up	Der Bodytrainer		Cool-down
1	3	15	5
4	5	21	6
5	8	22	9
9	9	26	
10	11	30	
11	12		
12	14		

Das 30-Minuten-Programm für Fortgeschrittene

Warm-up	Der Bodytrainer			Cool-down
1	1	13	27	5
4	3	14	28	6
5	5	15	31	9
6	8	17	33	
9	9	19	41	
10	11	22	45	
11	12	25		

Programme für Stufe 2

Das 45-Minuten-Programm für Fortgeschrittene

Warm-up	Der Bodytrainer				Cool-down
1	1	14	25	41	5
4	2	15	27	43	6
5	3	16	28	44	8
6	6	18	30	45	9
7	8	19	31		
8	9	20	33		
9	10	21	34		
10	11	22	37		
11	12	23	38		
12					

Die Autorin

Sabine Letuwnik, Jahrgang 1963, ist staatlich geprüfte Gymnastik-
lehrerin. Sie sammelte als Fitnesstrainerin zwei Jahre lang Erfahrungen im Ausland. Danach leitete sie ein Fitness-Studio, bevor sie
sich mit einem speziellen Frauenstudio selbständig machte. Sabine
Letuwnik ist Mutter zweier Kinder.

Der Autor

Dr. phil. Jürgen Freiwald, Jahrgang 1957, ist Sportwissenschaftler
und arbeitet an der orthopädischen Universitätsklinik in Frankfurt.
Er beschäftigt sich seit vielen Jahren besonders mit präventiven und
rehabilitativen Maßnahmen in Sport und Medizin. Als Inhaber eines
Fitneß- und Gesundheitszentrums konnte er viele praktische Erfahrungen sammeln. Neben vielen wissenschaftlichen Veröffentlichun-
gen ist er im Sportbuchbereich einer der meistpublizierten Autoren.

Anti-Cellulite-Training. Das Programm für eine schöne Haut (9412)
Aqua-Training. Übungen und Programme (8698)
Ausdauergymnastik. Neue Aerobics von 20 bis 70 (8693)
Besser laufen. Das 30-Tage-Programm (8664)
Bewegung gegen Streß. Das sanfte 5-Wochen-Programm (9423)
Bodyfit. In 12 Wochen eine tolle Figur (9450)
Bodytrainer für Männer: Fit von Kopf bis Fuß (9439)
Bodytrainer für Männer: Bauch (9438)
Bodywatch. Gut aussehen und sich wohl fühlen (9422)
Extension. Entspannung, Vitalität, Regeneration. Das tägliche 20-Minuten-Programm (9425)
Gymnastik falsch und richtig. Hits für einen gesunden Körper (9430)
Partnergymnastik. Mehr Fitness-Spaß zu zweit (8686)
Problemzonen-Gymnastik. Das Programm für eine Top-Figur (9411)
Qi-Gong – Wege zu den Energiequellen des Körpers (9442)
Der Rückentrainer. Vorbeugen mit dem Aktivprogramm (9413)
Trainingsbuch Thera-Band. Das Programm für Fitness und Gesundheit (9452)
Walkfit · Das sanfte Bodytraining (9444)
Das Wellness-Programm. Mit dem richtigen Gewicht zu mehr Wohlbefinden (9441)
Bring dich in Schwung! Das ganz leichte Fitness-Programm (9446)
Wege zum Wunschgewicht (9792)